보리순 청즙

효능과 효과

OISHII AOJIRU "OMUGI WAKABA" NO SUGOI CHIKARA!
by SEKIGUCHI Hiroyuki
Copyright ⓒ 2004 SEKIGUCHI Hiroyuki
All rights reserved.
Originally published in Japan
by GENDAI SHORIN PUBLISHERS CO., LTD., Tokyo.
Korean translation rights arranged with
GENDAI SHORIN PUBLISHERS CO., LTD., Japan
through THE SAKAI AGENCY and BOOKPOST AGENCY.

본 저작물의 한국어판 저작권은 북포스트 에이전시를 통한
GENDAI SHORIN PUBLISHERS CO., LTD.,와의 독점계약으로
한국어 판권을 '다문출판사'가 소유합니다.
저작권법에 의하여 한국 내에서 보호를 받는 저작물이므로
무단전재와 무단복제를 금합니다.

당뇨, 고혈압, 암,
아토피, 생활습관병과
완전히 결별!

보리순 청즙
효능과 효과

세키구치 히로유키(새싹기념병원 원장) 지음 | 장인선 옮김

다문

| 첫머리에 |

보리순 청즙은 건강과 장수를 원하는 우리들의 강한 우군

　미국인의 절반이 비타민이나 미네랄 등의 건강식품을 매일 섭취한다고 합니다. 우리도 국민의 건강 의식이 높아짐에 따라 암이나 당뇨병을 위시한 생활습관병의 예방법으로 건강식품을 이용하는 사람이 늘고 있습니다. 자신의 건강은 자신이 지킨다고 하는 사람이 늘고 있는 것은 반가운 일입니다.

　그러나 의사의 눈으로 보면 현재의 건강 붐에는 '매우 위험하다' 고 생각되는 일도 적지 않습니다. 예를 들면 칼슘 부족을 걱정하는 사람들이 자주 사용하는 칼슘 정제도 제품에 따라서는 혈압을 상승시킬 위험이 있습니다. 또한 해는 없지만 효과가 의심스러운 제품이 놀랄 정도로 비싼 값에 판매되고 있습니다.

　지금 세상에는 수많은 건강식품이 나오고 있습니다. 약국에 가면 장소가 모자랄 정도로 진열되어 있고 신문이나 텔레비전에서도 상품 광고를 하지 않는 날이 없을 정도입니다. 그 중에서 정말로 유용한 제품을 선택하는 일도 간단하지 않습니다.

'암이나 동맥경화 예방에는 어떤 건강식품이 좋을까요?' 환자분들에게서 이런 질문을 받는 일이 자주 있습니다. 그럴 때 제가 생활습관병 예방에 유용한 '건강식품 선정방법'으로서 충고하는 몇 가지 사항이 있습니다.

천연 소재로서 다양한 성분을 포함하고 있을 것.
다양한 효능이 있어서 여러 생활습관병에 대응할 수 있을 것.
무난하며 확실한 효과를 기대할 수 있을 것.
장기간 사용해도 부작용이 없을 것.
복용하기 쉬울 것.
저렴하여 장기간 애용할 수 있을 것.

이 책에서 소개하는 보리순 청즙은 이들 조건을 확실하게 만족시키는 건강식품입니다. 본문을 보면 알 수 있는 바와 같이 현대인에게 부족하기 쉬운 식물섬유나 비타민, 미네랄이 풍부하며 놀랄 정도로 균형이 잘 잡혀 있습니다.

최근 연구에 의하면 이들 영양소에는 종래 알려진 영양소로서의 작용 이외에도 다양한 약리 효과가 있어서 생활습관병의 예방에도 탁월한 효과를 발휘합니다. 더구나 폴리페놀과 같은 건강물질도 다수 포함되어 있어서 동맥경화나 당뇨병의 예방이나 치료에도 큰 역할을 기대할 수 있습니다.

무엇보다도 고마운 것은 이런 영양소나 건강물질을 단 한 컵의 보리순 청즙으로 섭취할 수 있다는 점입니다. 더구나 보리순 청즙이 맛있다고 하면 장기간 복용하기에 적당하고 건강식품의 가치를 충분히 갖췄다고 할 수 있겠지요.

청즙의 소재는 30~40cm로 자란 보리순입니다. 벼과의 보리는 강인한 생명력을 갖는 식물로 알려져 있으며 이 보리순 청즙의 분말은 그 생명력이 가장 충실하고 알찬 상태에서 수확하여 제조합니다. 싱싱한 새싹의 생명력이 몸 구석구석까지 스며들어 몸속부터 건강하게 만듭니다. 이것이 한 사람의 애용자인 저의 솔직한 감상입니다.

식생활의 서구화나 식품의 저영양화 및 스트레스의 증가에 따라 현대인의 건강관리가 점점 어려워지고 있지만 대자연의 선물인 보리순 청즙은 건강과 장수를 원하는 우리들의 강한 우군이 되어줄 것으로 확신합니다.

 이 책이 건강 증진이나 생활습관병의 예방을 위해 여러분의 참고가 된다면 더할 바 없는 다행입니다.

2008년 6월
새싹기념병원 원장 **세키구치 히로유키**

| 차례 |

첫머리에 ... 4

제 1 장
〈체험담〉
보리순 청즙으로
원기왕성한 생활을 보내고 있습니다!

- 가족의 알레르기 체질이 1년간의 보리순 청즙 건강요법으로 개선 ... 14
- 야채 부족의 불안이 없어지고 쉽게 감기에 걸리던 자녀도 완전히 건강하게 ... 18
- 피부의 트러블이 없어져서 친구들이 '피부가 고와졌다'고 놀란다 ... 22
- 미용실이나 체육관에서 효과가 없던 비만을 해소. 드디어 발견한 즐거운 다이어트 ... 26
- 미국식 식생활로 부족한 야채를 보리순 청즙으로 보충하는 사람이 늘고 있다 ... 31
- 마시기 시작한지 3개월만에 혈압이 내려서 즐겁게 마신다 ... 35

제 2 장
의사가 추천하는 '보리순 청즙 건강법' 이란?

- 40세가 넘으면 생활습관병이 격증한다 … 40
- 몸의 조직이나 기관이 변질되어 원래 상태로 되돌아가지 않는 것이 생활습관병 … 42
- 생활습관병을 방지하는 '식생활의 원칙' 은 단지 네 가지 … 44
- 상당히 악화될 때까지 자각증상이 없기 때문에 생활습관병은 무섭다 … 47
- '소극적인 건강법' 과 '적극적인 건강법' 의 차이 … 49
- 생활습관병 예방에는 어떤 건강식품이나 영양 보조식품이 좋은가? … 52
- 의사가 추천하는 보리순 청즙 건강법 … 55
- 보리순 청즙 건강법은 어떤 효과가 있는가? … 58

제 3 장
이상적인 건강식품 '보리순 청즙' 은 이렇게 태어났다

- 1천년 전의 건강법이 새롭게 소생했다 … 80
- 보리순으로 만든 청즙 탄생 … 83
- 맛있는 보리순에 주목 … 86
- 발군의 영양 밸런스가 생활습관병 예방에 대활약 … 90

제 4 장

살이 빠진다, 젊음을 되찾다, 아름다운 피부로 된다 – 보리순 청즙 건강법

- 먹는 화장품 = 식물섬유로 변비 해소 ··· 94
- 건강 대책과 미용 대책은 변 검사로 시작한다 ··· 97
- '보리순 청즙'으로 안전하고 확실하며 편안한 다이어트 ··· 100
- 카로틴과 비타민C의 미용 효과가 대단하다 ··· 104

제 5 장

계속 증가하는 생활습관병에는 보리순으로 대항한다

- 당뇨병 환자가 급격히 늘고 있다 ··· 108
- 생활습관병과 관계가 없으면 장수할 수 있다 ··· 112
- 일본인의 평균수명은 41세까지 내려간다 ··· 115
- 수술용 가위를 너덜너덜하게 만들 정도로 딱딱해진 혈관 ··· 118
- 고유의 '건강식'이 부서져 왔다 ··· 124
- 이상적인 건강식품 '보리순 청즙' ··· 127

제 6 장

보리순에는 생활습관병을 예방하는 건강물질이 있다

- 새로운 건강물질이 계속 발견되었다 ··· 132
- 힘의 근원이 되는 스태미나 성분 '옥타코사놀' ··· 134

- 노화의 최대 원인은 활성산소의 '산소독(酸素毒)'이다 ... 137
- 우리들의 수명은 효소의 힘으로 결정된다 ... 142
- 활성산소를 제거하는 'SOD' '퍼옥시다제' ... 144
- 항산화 물질의 4번 타자 '이소비텍신'을 함유 ... 147
- 동물 실험이 '보리순 청즙 효과'를 확실하게 증명했다 ... 150

제 7 장
현대인의 야채 부족을 해소하는 발군의 미네랄과 비타민의 밸런스

- '변비' '비만'의 예방만이 아닌 보리순 청즙의 식물섬유 ... 156
- 보리순이 동맥경화나 고혈압을 방지한다 ... 159
- 다이옥신 등의 화학물질을 제거한다 ... 162
- 식사 30분 전의 보리순 청즙이 혈당치를 내리고 당뇨병 악화를 방지한다 ... 164
- 장내에서 발생하는 유해물질은 이런 증상을 만든다 ... 166
- 노화 예방은 장이 포인트. 양성균을 원기 있게 만들면 치매도 예방할 수 있다 ... 169
- 보리순 청즙은 어떻게 알레르기를 개선하는가? ... 172
- 대장암 증가가 나타내는 우리의 식물섬유 부족 ... 176
- 완벽한 비타민 포진으로 생활습관병을 얼씬도 못하게 한다 ... 179
- 현대인에게 필요한 미네랄을 준비한다 ... 197

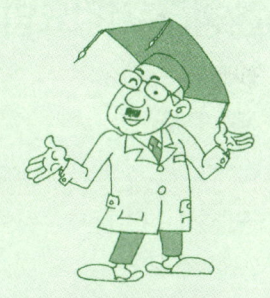

[제 1 장]

〈체험담〉
보리순 청즙으로 원기왕성한 생활을 보내고 있습니다!

가족의 알레르기 체질이
1년간의 보리순 청즙 건강요법으로 개선

| 나고야시 오오츠카 (주부 35세)

남편과 7세의 딸이 있는 우리 가족 세 사람은 모두 알레르기 체질로 남편과 저는 화분증, 딸은 천식으로 고생하고 있었습니다만 1년 전부터 보리순 청즙을 마시기 시작하면서 알레르기 체질이 놀랄 정도로 개선되어 지금은 쾌적한 생활을 즐기고 있습니다.

처음 마시게 된 계기는 남편의 위장 장애였습니다. 위장이 약하고 항상 변비였던 남편이 지인으로부터 권고를 받아 마시기 시작하였습니다. 그 때까지는 배변 후에도 개운하지 않아서 하루에도 몇 번씩 화장실에 갔습니다. 화장실에 있는 시간이 길어지고 그 때문에 치질에 걸릴 정도였습니다. 보리순 청즙을 마신 후에는 아침 일정한 시간에 산뜻하게 나오게 되었습니다.

실은 저에게도 약간 변비가 있어서 변비가 되면 피부가 거칠어지고 늘 여드름 같은 것이 났습니다. 작년 여름에는 특히 심해서 상당히 고생을 했지만 금년에는 별로 나지 않아서 보리순 청즙의 효과라고 생각하고 있습니다.

그러나 그보다 더 기쁜 것은 알레르기 체질이 개선되었다는 것입니다. 저는 화분증 병력이 길어서 거의 20년이나 됩니다. 매년 3월 초 삼나무나 소나무의 꽃가루가 날리는 시기가 되면 심한 콧물이나 재채기가 꽃이 질 때까지 계속됩니다.

이비인후과에서 받은 약을 사용하고 외출할 때에는 꽃가루용 마스크를 손에서 뗄 수가 없습니다. 그렇게 조심해도 고통스러워서 별 도리가 없었지만 보리순 청즙 건강법을 시작한 금년 봄은 20년만에 처음으로 쾌적하게 보냈습니다. 코가 약간 근질근질할 정도로 병원에도 안가고 약도 먹지 않았습니다.

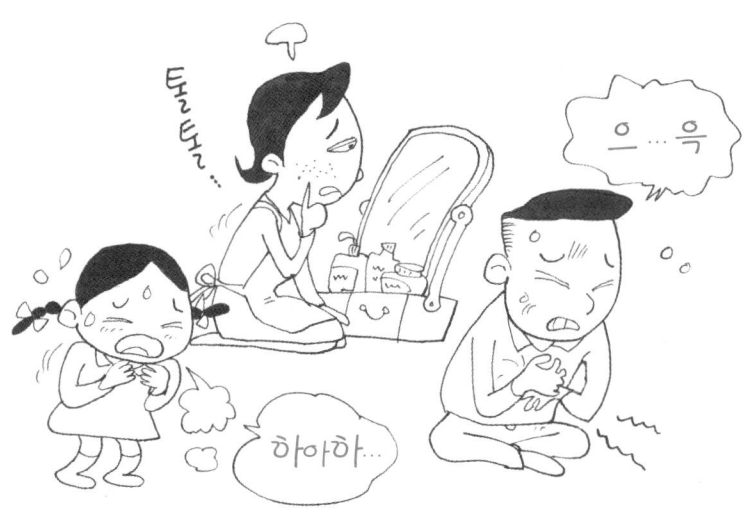

저 혼자라면 우연이라고 하겠지만 남편도 화분증이 나타나지 않아서 보리순 청즙 덕분에 나은 것으로 생각합니다.

딸의 천식이 가벼워진 것도 기쁜 변화입니다. 환절기에 감기가 들면 곧 기관지가 색색거리고 병원에서 받은 기관지 확장제를 복용해도 별로 효과가 없었습니다. 밤중에 응급실로 달려가는 일도 일년에 몇 번씩 있었지만 금년에는 한 번도 없었습니다.

결혼 전에 간호사였기 때문에 천식 발작이 얼마나 무서운지 잘 알고 있었습니다. 그래서 발작을 일으킬 때마다 수명이 단축되는 것 같은 느낌이 들었지만 최근에는 기관지가 색색거리는 일도 줄어들고 발작을 해도 가볍게 끝납니다. 같은 약을 먹고 있지만 이전보다 훨씬 좋아졌습니다.

담당하는 의사는 '이대로 발작이 심해지면 스테로이드 등의 홀몬제를 사용합시다' 라며 걱정했지만 이 상태로 간다면 치료할 수 있는 희망이 보입니다.

지금까지 침이나 마사지 등 좋다는 것을 여러 가지 시험해 보았지만 별 소용이 없었습니다. 지푸라기라도 잡고 싶은 심정이었지만 보리순 청즙을 마시고 상당히 좋아졌다고 생각합니다.

저는 우유에 타서 마시지만 딸은 보리순 청즙의 녹차 맛이 마음에 드는지 잘 마시고 있습니다. 우유에 타면 좋아하는 녹차 아이스크림과 같은 맛이 나기 때문입니다. 매일 아침 2스푼을 전용 쉐이커로 150cc의 우유와 함께 섞습니다. 가족 모두가 마시기 때문에 우유가 곧 없어집니다.

저는 밤에 목욕하기 전에 마시며 몸 속으로부터 좋아지는 느낌이 들어서 체질이 변했다고 생각합니다.

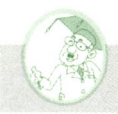 의사의 한 마디

남편과 7세의 딸이 있는 가족 세 사람의 알레르기 증상이 보리순 청즙 건강법을 시작한 후 개선되었습니다. 요즘 알레르기 질환이 급격하게 늘고 있습니다. 일본인 5~10명에 1명은 알레르기 증상을 갖고 있다고 하며 바야흐로 국민병으로 된 것 같은 생각조차 듭니다.

특히 화분증이나 천식은 오오츠카 씨의 이야기와 같이 생활에 막대한 지장을 줄뿐만 아니라 병원에서도 치료하기가 어려운 병입니다. 그것을 보리순 청즙이라는 간편한 건강법으로 세 사람 모두 크게 개선되었다는 것은 대단히 기쁜 일입니다. 알레르기 증상으로 고통받고 있는 환자들 중에는 이 체험에 의해 용기를 얻는 분도 많을 것입니다.

보리순 청즙에는 여러 가지 건강요소가 포함되어 있습니다. 그 가운데 무엇이 효과적이었는지 즉시 단정할 수는 없지만 보리순 청즙이 다량 포함하고 있는 식물섬유는 장내 양성균의 활동을 활발하게 함으로써 알레르기의 원인이 되는 면역기능과 깊은 관계가 있는 장의 상태를 좋게 만듭니다.

비타민A(카로틴), 비타민B군, 비타민C나 미네랄인 아연도 알레르기 증상을 억제하는 작용을 한다고 하기 때문에 보리순에 포함되어 있는 영양소도 함께 유용하다고 생각할 수 있습니다. 한편 푸른 생선 지방에 많은 EPA나 DHA도 천식이나 식물 알레르기, 아토피에 효과가 있다고 합니다. 생선에 알레르기가 없으면 보리순 청즙 외에 생선도 섭취하면 좋을 것입니다.

야채 부족의 불안이 없어지고
쉽게 감기에 걸리던 자녀도 완전히 건강하게

| 오사카시 나가타 (회사원 33세)

　3개월 전부터 보리순 청즙을 마시고 있습니다. 초등학교 5학년인 딸과 둘이서 살고 있으며 딸이 야채를 잘 먹지 않아서 고기 중심의 식사가 많습니다. 그 탓인지 모두 변비가 되기 쉽습니다. 좀 더 야채를 먹어야 한다고 걱정하고 있었습니다. 보리순을, 야채 부족을 해결하기 위해 마시기 시작하였습니다.
　다만 TV 광고 등에서 청즙은 맛이 없다는 이미지가 있어서 별로 내키지 않았습니다. 보리순 청즙은 맛이 있다고 들어서 시험 삼아 견본을 받아 마셔보고는 정말로 맛이 있어서 깜짝 놀랐습니다. 이것이라면 딸에게도 먹일 수 있다고 안심하고 본격적으로 마시기 시작하였습니다.
　마시기 시작한지 2주 정도 지나 깨달은 것은 뱃속이 편하고 기분 좋은 배변이 되었다는 것입니다. 변비라고는 하나 고통스럽거나

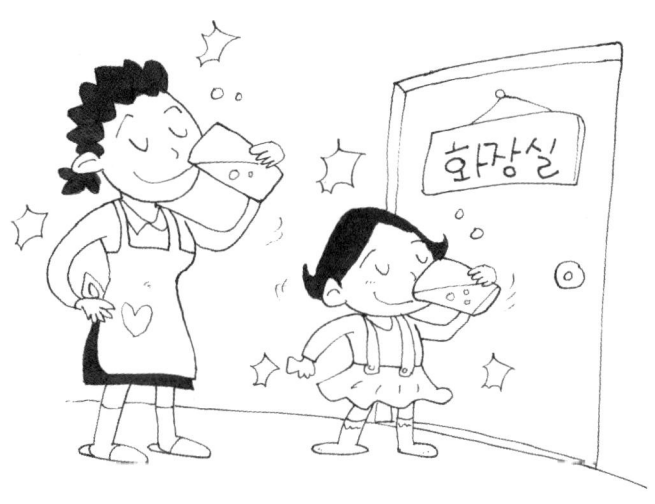

　약을 사용할 정도는 아니지만 때때로 3일 정도 배변을 하지 못한 일도 있고 상쾌하지 않은 기분으로 하루를 보낸 일도 많았습니다. 그러나 보리순 청즙을 마신 후부터 몸의 상태가 좋아져서 즐겁습니다.
　1개월 정도 계속하자 피부 상태도 달라졌습니다. 변비가 되면 항상 얼굴에 뾰루지가 났었지만 완전히 없어져서 놀랐습니다. 변비가 해소된다는 것은 멋진 일이라고 실감하고 있습니다. 딸도 이전에는 배변이 어려워서 화장실에 가면 오래 걸렸지만 지금은 지체없이 일을 마치고 나옵니다. 수월하게 배변할 수 있기 때문이라고 생각합니다.
　무엇보다도 감사한 것은 딸이 감기에 걸리지 않게 된 일입니다.

보리순 청즙을 마시기 전에는 한 두 달에 한 번은 감기에 걸려 열이 났습니다. 모녀 두 사람의 생활에서 제가 일을 하기 때문에 딸이 병에 걸리면 곤역스러운 일이었습니다. 감기가 없어지고 재채기를 하거나 기침을 시작해도 신경을 쓰지 않아도 좋아져서 정말로 도움이 됩니다.

저는 아침과 밤에 두 번, 딸은 아침에 우유나 요구르트에 타서 마시는 것뿐이지만 단지 한 잔의 보리순 청즙으로 이렇게 건강하게 되어서 고맙다고 생각합니다. 야채 부족이 아닐까하는 걱정도 없어지고 안심할 수 있어서 기쁜 일입니다.

 **의사의 한 마디**

야채 부족을 걱정해서 보리순 청즙을 마시기 시작했지만 각종 비타민과 미네랄 및 식물섬유를 균형이 잡히고 풍부하게 포함하고 있는 보리순 청즙은 야채 부족을 보충하기 위한 우수한 건강식품입니다. 그러나 '보리순 청즙을 마시고 있기 때문에 식사할 때 야채는 먹지 않아도 된다' 라고 생각하지 말고 어디까지나 평소 식사할 때 여러 가지 종류의 야채를 먹고 부족한 부분만을 보리순 청즙으로 보충한다고 생각하십시오.

마시기 시작한 후부터 변비가 없어지거나 피부의 트러블이 해소되거나 뱃속이 편안해졌다는 것은 보리순 청즙 효과의 결과라고 생각해도 좋습니다.

또 이 건강법을 시작하기 전에는 한 달에 한 두 번 감기로 열이 나던 딸이 전혀 감기에 걸리지 않게 되었습니다. 한 달에 한 두 번이나 감기에 걸린다는 것은 상당히 저항력이 약한 어린이라고 생각하지만 보리순 청즙에 포함된 비타민과 미네랄의 다양한 작용에 의해 몸 전체의 상태가 좋아지고 그 결과로 감기 바이러스를 격퇴하는 힘도 강해졌습니다. 특히 비타민C에는 임파구를 증강하는 작용이 있으며 감기의 예방이나 치료에 비타민C를 추천하는 의사도 적지 않습니다.

피부의 트러블이 없어져서
친구들이 '피부가 고와졌다'고 놀란다

| 나고야시 니시노 (사무직 44세)

이 건강법을 시작한지 5년이 됩니다. 직장이 있기 때문에 외식할 기회가 많고 아무래도 야채가 부족합니다. 그래서 변비가 되기 쉽고 이틀 정도 나오지않는 일도 드물지 않았습니다.

내 정도 나이가 되면 여성은 모두 변비로 고생하는 모양입니다. '그렇다면 이 보리순 청즙을 시험해 보라'고 가르쳐준 친구가 있어서 야채 부족을 해소하기 위해 먹기 시작했는데 여러가지 장점이 있었습니다.

우선 변비가 없어졌습니다. 그 때까지의 고민이 거짓말처럼 없어졌으며 5년 동안 전혀 변비를 몰랐습니다. 저는 하루에 한 번 아침에 마시며 1시간 정도 있으면 화장실에 가고 싶어집니다. 70세인 어머니도 역시 변비로 고생하시기 때문에 보리순 청즙을 권했습니다. 연세로부터 오는 지독한 변비 증상이 개선되어 몹시 기

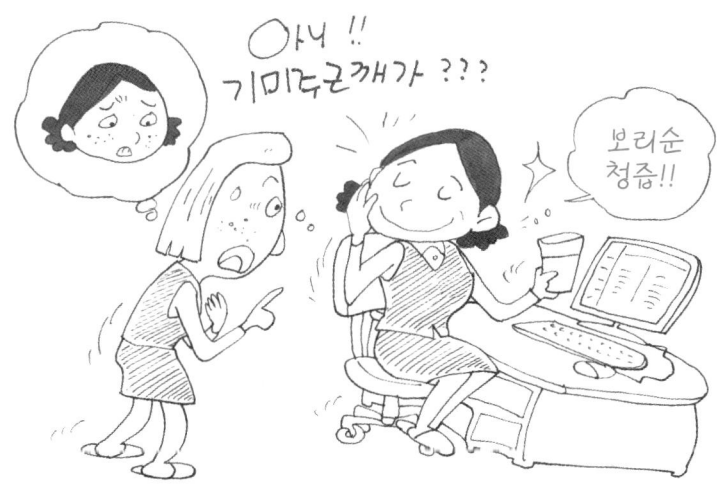

뽑니다.

　그리고 거친 피부에도 큰 효과가 있었습니다. 자주 뾰루지가 나고 피부가 거칠어졌으며 특히 코 주위가 심했는데 보리순 청즙을 마신 후부터 피부의 트러블이 없어졌습니다. 친구들도 '피부가 곱다, 무슨 특별한 방법이 있는가?' 하고 묻기 때문에 청즙을 나누어주고 있습니다. 자신이 보아도 40대로는 고운 피부라고 생각합니다.

　또 하나 좋은 점은 체중이 감소한 것입니다. 보리순 청즙을 마시기 시작한 5년 전에는 60kg이었지만 5kg이 줄어서 지금은 55kg입니다. 40대가 되면 살찐 여성도 많지만 저는 무리하지 않고 조금씩 저절로 다이어트가 되었습니다. 운동도 하지 않고 특별히 칼로리에도 주의하지 않습니다. 그래도 날씬한 것은 역시 보리순 청즙을 계속한 효과가 크다고 생각합니다.

5년이나 계속한 것은 맛이 좋고 마시기 쉽기 때문입니다. 보통 우유에 섞지만 때때로 아름다운 피부를 위해 콜라겐 등을 넣어 마시는 일도 있습니다.

어머니는 콩가루나 참깨가루를 섞어 마십니다.

보리순 청즙 덕분에 몸 상태도 좋아지고 건강진단 결과도 이상이 없습니다. 보리순 청즙 건강법을 앞으로도 계속하여 현재의 건강을 유지하려고 생각합니다.

 의사의 한 마디

보리순 청즙 건강법을 시작한 사람들의 대부분은 배변이 좋아졌다거나 장기간의 변비가 해소됨으로써 처음으로 보리순 청즙의 효과를 느끼게 됩니다. 변비에 자주 걸리던 니시노 씨가 청즙을 먹기 시작하고 5년간이나 변비를 몰랐다고 하는 것은 그 효과가 일시적인 것이 아니라는 점입니다.

70세의 어머니도 지독한 변비가 해소되어 기쁜 모양입니다. 우리 병원에는 노인 입원환자가 많으며 역시 변통이 좋지 않아서 간호하는 사람을 괴롭히는 일도 적지 않습니다. 노인들이 변비가 되기 쉬운 이유는 배변할 때 필요로 하는 근력의 저하와 부드럽고 소화되기 쉬운 음식물 및 소식 그리고 장의 쇠약 등 다양하지만 자연 소재인 보리순 청즙은 고령자의 변비 해소에는 안성맞춤이라고 할 수 있습니다. 단 소화기능이 약화된 경우에는 식물섬유도 부담이 되므로 주의하십시오.

변비가 해소되면 여드름이나 뾰루지 등의 트러블이 없어지고 피부가 건강하게 되며 니시노 씨는 그것을 실감하고 있습니다. 이것은 장내에서 부패한 단백질이나 지방의 가스가 식물섬유에 의해 깨끗하게 청소되어서 그들이 발생하는 유해 물질의 영향을 받지 않기 때문입니다.

또한 '고운 피부 비타민'이라고 불리는 비타민C를 위시하여 B군 및 카로틴 등 피부의 트러블을 방지하는 영양소가 다량 함유되어 있는 점도 아름다운 피부를 만드는 효과가 있습니다.

미용실이나 체육관에서
효과가 없던 비만을 해소.
드디어 발견한 즐거운 다이어트

| 토쿄도 아사노 (회사 경영 44세)

　5년 동안에 완전히 풍보가 되어서 고민입니다. 이전에는 46kg 이었던 체중이 일시에 65kg으로 늘어나 대단히 초조합니다. 163cm의 신장이니 대단한 비만입니다. 약간 몸을 움직이는 것도 귀찮고 남편이 '그것 좀 집어 줘' 라고 해도 '아이구 귀찮네' 라는 기분입니다.
　처음에는 업무의 스트레스가 원인이었다고 생각합니다. 화장품 관계 회사를 경영하고 있어서 이른 아침부터 늦은 밤까지 일하기 때문에 그 스트레스가 과식의 계기가 된 모양입니다. 게다가 뚱뚱해지니까 이번에는 뚱뚱하다는 것이 스트레스의 원인으로 됩니다. 저울에 오르거나 거울로 자신의 뚱뚱한 몸을 보면 '이게 아닌데' 라는 생각이 듭니다.
　야채 부족의 식생활도 바람직하지 않았다고 생각합니다. 우리

집은 어린이가 없기 때문에 남편과 둘이서 11시경에 식사를 하지만 대개 맥주로 시작하여 반드시 와인을 한 병 마시는 알콜 중심의 저녁입니다. 술에 알맞는 안주이기 때문에 아무래도 야채보다 고기 등의 단백질이 많게 됩니다. 소위 고칼로리 식사입니다. 의사인 남편은 보조 치료제 등으로 몸에 주의를 하고 있었지만 저는 약도 질색이고 해서 몸 관리에 소홀했다고 반성하고 있습니다.

20kg이나 체중이 늘었기 때문에 여러 가지 다이어트 방법을 시도하였습니다. 미용실에도 다니고 근육을 만들어 살찌기 어려운 체질로 만든다는 트레이닝 센터에서 땀을 흘리며 상당한 시간과 돈을 들였지만 어느 것이고 기대하는 만큼 효과가 없었습니다. 그 때에는 매일 저울에 올라 100g 단위로 '살쪘다' '말랐다' 라고 울고 웃고 하였습니다. 그것이 또 스트레스의 원인이 된 모양입니다.

보리순 청즙을 알게 된 것은 1년 정도 전입니다. 잡지에서 '다이어트에 좋다' '변비에 좋다'고 난 기사를 보고 먹어 보기로 하였습니다. 그러나 솔직히 말하면 별로 기대는 하지 않았습니다. 야채 부족으로 변비였기 때문에 보리순 청즙으로 식물섬유를 보충한다는 가벼운 마음이었습니다.

3주 후에 저울에 올라 보니 2.5kg이나 줄어서 '어머' 하고 놀랐습니다. 미용실이나 체육관에 다니면서 열심히 노력했을 때는 조금도 줄지 않던 체중이 떨어져서 놀란 것입니다. 그 때에는 이미 다이어트에도 지쳐서 특별한 것은 하지 않았기 때문에 결국 보리순 청즙의 효과라고 생각합니다.

별로 기대하지 않았던 것이 반대로 좋았는지도 모릅니다. 다이어트를 너무 의식하면 그것이 스트레스로 되어 아무리 해도 효과가 없습니다. 이번에는 별로 기대를 하지 않고 '즐거운 다이어트'라는 기분으로 시작하였지만 그 후에도 체중은 순조롭게 줄어서 지금은 56~57kg으로 1년에 8kg 이상이나 줄었습니다.

양복의 치수는 별로 변하지 않았지만 이전의 사진을 보면 역시 다릅니다.

통통하게 살찐 모습이 날씬하게 변한 것을 알 수 있습니다.

보리순 청즙을 아침 식사 전과 저녁 식사 전 하루에 두 번 마십니다. 저녁을 11시에 늦게 먹기 때문에 배가 고파서 술을 마시면 몹시 취했는데 저녁 식사 전에 보리순 청즙을 마시면 별로 취하지

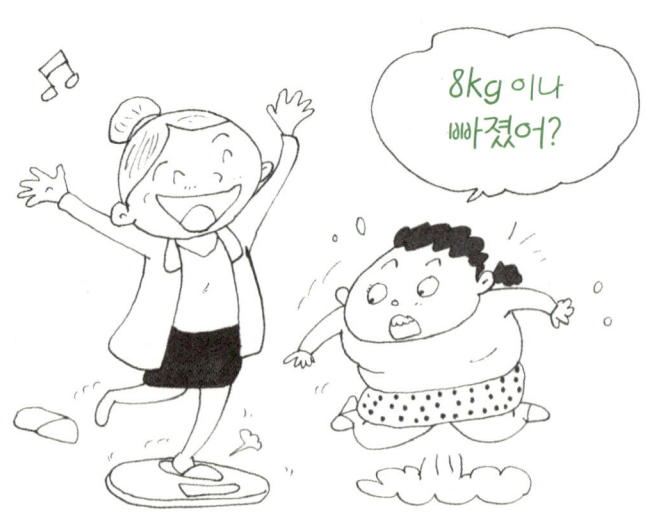

않습니다. 식물섬유는 위로 들어가서 부풀어 오른다고 하며 자연히 식욕을 억제하며 결과적으로 과음이나 과식을 방지해 줍니다.

변비는 이틀 후부터 좋아졌습니다. 뱃속이 편안해져서 기분 좋게 생활하고 있습니다. 이전에는 움직이거나 걷는 일이 귀찮아서 가까운 곳에 갈 때에도 무의식적으로 자가용을 이용했지만 지금은 전철을 탈까 걸어서 갈까하고 생각하게 된 것도 큰 변화입니다.

보리순 청즙을 마시기 전에는 어깨가 심하게 결렸지만 지금은 그것도 없어졌습니다. 또 비만했을 때는 자고 나도 계속 졸렸지만 지금은 졸음이 없어져서 아침에도 상쾌하게 일어납니다. 모든 일이 좋은 방향으로 바뀌기 시작한 것 같아서 생활 전체가 발랄한 느낌입니다. 날씬해지고 보니 비만이 나쁘다는 것을 새삼스럽게 알게 되었습니다.

화장품 관계 업무를 하기 때문에 첨가물 등이 걱정이 되지만 보리순 청즙은 그런 것이 없고 자연 제품이기 때문에 안심입니다. 자연 그대로가 전신에 스며드는 느낌이 듭니다. 만일 자녀가 있다면 자녀에게도 먹이고 싶습니다. 이 자연의 훌륭한 점을 언제까지나 지키고 싶습니다.

 **의사의 한 마디**

5년 사이에 20kg 가깝게 체중이 늘었다는 이야기는 너무나 극단적인 체중 증가라고 말할 수 있습니다. 그것이 보리순 청즙을 먹기 시작한 후 3

주만에 2.5kg이 줄고 1년만에 8kg의 감량에 성공했다는 것입니다. 원래 살이 찌기 쉽기 때문에 급격히 축적된 여분의 지방이 수월하게 떨어져 나간 것입니다. 과도하게 칼로리를 제한해서 단기간에 살을 빼는 다이어트는 건강 면에서 여러 가지 부작용을 초래하지만 1년에 8kg을 감량하는 것이라면 걱정이 없습니다. 어깨 결림이나 졸림도 없어지고 전반적인 상태도 좋아진 모양입니다. 대단히 좋은 결과가 나왔다고 할 수 있습니다.

식물섬유에는 당이나 지질을 흡착해서 체외로 배출하는 작용이 있습니다.

그 작용이 과잉으로 섭취하면 비만의 원인이 되는 당이나 지질의 체내 흡수를 억제한다고 생각합니다. 또 아사노 씨가 말한 바와 같이 뱃속에서 부풀어 올라 5~10배의 부피로 되는 식물섬유를 식전에 섭취하면 과식을 방지하는 효과도 있습니다.

보리순 청즙에 듬뿍 들어있는 보리순의 식물섬유가 아사노 씨의 감량에 유용했던 것은 틀림없습니다. 단지 그 것 만이 아니고 보리순 청즙을 매일 섭취함으로써 다이어트에 대한 적극적인 의식을 지속하여 자연히 식사량이 줄었을 것으로 추측합니다.

아무쪼록 '즐거운 다이어트'를 느긋하게 계속하십시오.

미국식 식생활로 부족한 야채를 보리순 청즙으로 보충하는 사람이 늘고 있다

| 캘리포니아주 후루야 (자영업 43세)

캘리포니아주에서 20년이나 살고 있습니다. 3년 전 일본에 돌아갔을 때 가족이 마시는 것을 보고 처음으로 보리순 청즙을 알게 되었습니다. 저도 시험 삼아 마셔 보고 맛이 좋아서 일본으로부터 정기적으로 받아서 계속 마시고 있습니다.

이제 완전히 생활의 일부가 되었으며 가장 기쁜 것은 영양이 균형 잡힌 상태로 되어 안심이 됩니다.

미국에서의 식생활은 역시 육류가 중심이 됩니다. 메인은 소고기나 닭고기 또는 돼지고기 등의 육류이며 소량의 야채가 나올 정도입니다. 일본식의 나물과 같은 식물섬유가 풍부한 식품은 없습니다. 샐러드도 감자나 콩과 같은 곡류가 많고 진한 색의 야채는 아무래도 부족합니다. 점심도 대개 치즈나 햄 샌드위치로 합니다.

그래서 미국에서는 비만 때문에 오는 당뇨병이나 심장병 등 일

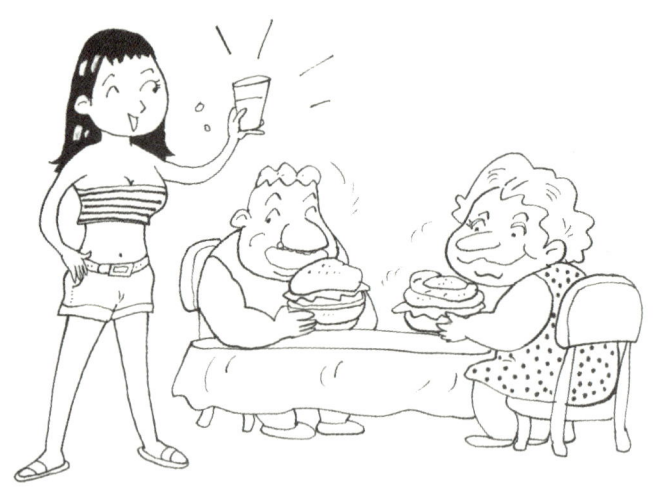

본에서 말하는 생활습관병이 큰 문제로 되었고 그 대책으로 다양한 방법의 다이어트가 유행하고 있습니다. 탄수화물은 전혀 섭취하지 않는 아토킨 다이어트나 사우스비치 다이어트 등입니다. 캘리포니아주는 건강 의식이 높은 지역이기 때문에 다이어트에 열중하는 사람이 많습니다.

또 거리에는 생주스 바가 많고 밀잎을 짠 위트그라스주스라는 일종의 녹즙도 판매하고 있습니다. 마시기 어려운데다 가격도 비싸서 작은 잔 하나에 2~3달러나 합니다. 건강식품점에서도 주스용으로 밀잎을 팔고 있고 가정에서 만드는 사람도 있지만 잎사귀 주스이기 때문에 전용 주서기가 필요하며 귀찮은 일입니다.

그와 같은 단점을 알고 있었기 때문에 일본에서 보리순 청즙을 보았을 때 이것은 괜찮다고 생각했습니다. 맛있고 간단하며 싸기 때문에 계속해서 마시고 있습니다. 매일 적어도 한 번 기분이 내키면 두 번씩 아침에 일어나 두유에 타서 마시는 일이 습관으로 되었습니다.

마시기 시작한 후에 우선 배변이 규칙적으로 되었습니다. 이전에도 변비가 그리 심하지는 않았지만 매일 규칙적으로 배변을 하니 전체적으로 몸 상태가 좋습니다.

그리고 2~3개월 지나서 거친 피부가 좋아졌습니다. 이전에는 생리 전후에 피부가 거칠어졌지만 보리순 청즙을 마신 후에는 완전히 없어졌습니다.

또 혈액 순환도 좋아진 것 같습니다. 냉증으로 수족이 찰 때가 많았는데 그런 증상이 없어진 것은 혈행이 개선되었기 때문이라고 생각합니다.

저에게는 효과가 좋았기 때문에 친구들에게도 가르쳐 주고 있습니다. 그래서 주변의 일본인이나 미국인 중에 보리순 청즙을 마시는 사람이 많고 그 중에는 당뇨병의 혈당치가 내려갔다고 기뻐하는 사람도 있습니다.

미국에서는 보조 치료제로 비타민제를 사용하는 사람이 많습니다. 저도 종합 비타민제를 복용하고 있지만 화학적으로 합성된 비타민제보다 자연 보리순 청즙이 안심할 수 있고 이제는 건강 유지를 위해 없어서는 안될 것이 되었습니다.

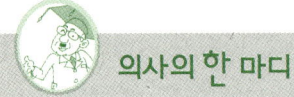 의사의 한 마디

미국에서는 동물성 단백질이나 지방의 과잉 섭취에 의한 생활습관병이 일본보다 심각한 문제로 되었습니다. 여러 가지 생활습관병으로 이어질 가능성이 있는 비만도 현저해서 미국인 65%가 30파운드(13.5킬로그램)을 초과하는 비만이라는 보고도 있습니다. 따라서 건강에 대한 관심도 높고 비타민 등의 보조 치료제를 매일 복용하는 사람이 절반을 상회한다고 합니다.

이야기 중에 위트그라스주스가 나오지만 위트그라스는 밀잎이기 때문에 보리순의 친척입니다.

후루야 씨도 보리순 청즙을 마시고 변비나 거친 피부가 개선되었다고 합니다. 냉증도 없어졌다고 하는데 냉증은 원인이 분명하지 않아서 병원에서는 자율신경 실조증으로 진단하는 일이 많은 증상입니다. 비타민B나 C, E, 철, 칼륨 등이 효과적이며 후루야 씨의 경우에도 보리순 청즙에 포함된 비타민과 미네랄이 효과가 있었다고 생각합니다.

당뇨병에 걸린 친구의 혈당치에 대해 좀더 상세히 듣지 않으면 알 수 없지만 당을 흡착하는 식물섬유의 작용이나 위장에서 부풀어올라 과식을 억제하는 작용이 혈당치의 저하에 유용하다는 점도 충분히 고려할 수 있습니다.

마시기 시작한지 3개월만에 혈압이 내려서 즐겁게 마신다

| 요코하마시 하루야마 (주부 40세)

　빈혈이 있어서 정기적으로 병원에서 검사를 받고 있습니다. 작년부터 수면이 부족하면 혈압이 오르는 일이 있습니다. 친정 아버님이 뇌졸중으로 쓰러지셨기 때문에 염분도 줄이려고 주의하고 있지만 체질적으로 혈압이 쉽게 오르는지도 모르겠습니다. 금년 5월의 검사에서는 높은 쪽이 130(정상치 140미만) 낮은 쪽이 100(정상치 90미만)이었습니다. 혈압 강하제를 먹을 정도는 아니지만 낮은 쪽이 높은 것은 별로 좋지 않다고 알기 때문에 어떻게 할까 생각하고 있었습니다.

　그 때 몸에 좋은 청즙이 있다고 지인으로부터 들은 남편이 저에게 추천한 것이 보리순 청즙이었습니다.

　처음에는 빈혈에 좋겠다고 생각하여 시험 삼아 마셨지만 고혈압에도 효과가 있어서 지금은 하루에 두 번 아침과 저녁 식사 후

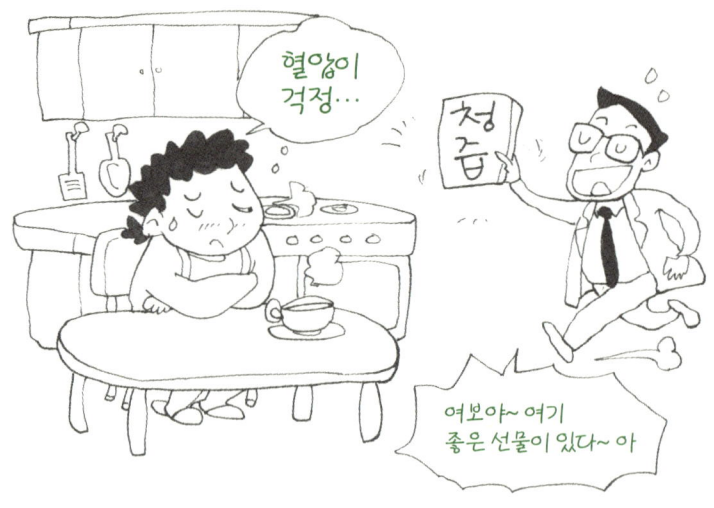

에 반드시 마십니다.

　결과를 기다리고 있었는데 드디어 병원 정기검사에서 혈압이 내려 기쁩니다. 높은 쪽은 원래 정상치였기 때문에 123으로 별로 변하지 않았지만 문제가 된 아래 쪽이 85로 크게 개선되어 정상 범위로 돌아왔습니다.

　기쁜 일은 빈혈에도 효과가 있었습니다. 이전에는 때때로 몸 상태가 무너져서 나른한 증상이 있었지만 이 건강법을 시작한 후부터는 증상이 없어졌습니다. 빈혈 검사 결과는 아직 나오지 않았지만 개선될 것으로 기대하고 있습니다.

　보리순 청즙의 식물섬유 덕분에 배변도 편해졌습니다. 원래는 매일 정확히 변을 보는 편이었지만 근래 반년 정도는 '그리고 보니 오늘은 없었네'라는 날이 있었고 하루 종일 불쾌하였습니다. 그런 일이 없어지고 매일 상쾌하게 보낼 수 있는 것도 고맙다고 생각합니다. 중학생인 딸도 배변이 좋아졌다고 하니 변비에는 정말로 효과가 좋은 것 같습니다.

저는 물에 탄 보리순 청즙에 얼음을 넣어서 마시고 딸은 요구르트에 타서 마십니다. 요즈음 어린이는 별로 야채를 먹지 않습니다. 되도록 먹으려고 하지만 양배추나 양상치 또는 콩나물 정도로 아무래도 푸른 채소가 부족합니다. 보리순 청즙으로 야채의 비타민이나 미네랄을 간단히 보충할 수 있는 것도 기쁩니다. 마시기 시작한지 3개월이지만 계속 사용하려고 생각합니다.

 **의사의 한 마디**

하루야마 씨의 이전 혈압은 '경증 고혈압'이라고 해도 좋을 것입니다.

아래 쪽 혈압만이 약간 높은 상태(90~104)가 경증 고혈압으로 고혈압 환자의 7할 이상을 점하고 있습니다.

아래 쪽 혈압이 높은 것은 대동맥의 노화가 진행되고 있다는 것을 의미하기 때문에 경증이라고 해도 안심할 수 없습니다. 그 경증 고혈압이 얼마 안되는 사이에 확실하게 개선되었다는 것은 멋진 일입니다. 혈압 강하제는 사용하지 않았다는 점 때문에 보리순 청즙이 효과가 있었다고 생각해도 좋을 것입니다.

아시는 바와 같이 혈압을 상승시키는 최대의 요인은 염분(나트륨)이며 보리순 청즙에 풍부하게 들어있는 칼륨이나 칼슘은 나트륨의 폐해를 줄이는 작용을 합니다.

또 식물섬유도 나트륨을 흡착해서 체외로 배출합니다. 마그네슘에는 동맥경화를 예방하여 혈관을 싱싱하게 보전하는 효능이 있어서 그들의 상승효과가 발휘되어 여간해서는 내려가지 않는 아래 쪽 혈압을 정상으로 만들었다고 생각할 수 있습니다.

빈혈에도 다양한 원인이 있어서 이야기만으로는 판단하기 어렵습니다. 그러나 보리순 청즙에는 빈혈에 효과적인 비타민B군, C, 철, 엽산, 아연, 마그네슘 등의 영양소가 포함되어 있어서 빈혈도 개선될 가능성이 많다고 생각합니다.

※ 본문 중에 소개한 체험자의 이름은 사생활 보호를 위해 가명을 사용하였습니다. 또 생활습관의 차이나 개인차가 있는 점을 고려하여 여기서 소개한 체험담이 모든 사람에게 적용된다고 보증할 수는 없습니다.

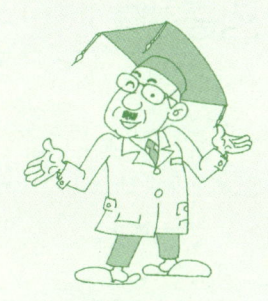

[제 2 장]

의사가 추천하는 '보리순 청즙 건강법' 이란?

40세가 넘으면
생활습관병이 격증한다

　의사로서 매일 많은 환자를 대하고 있지만 하루에도 몇 번씩이나 생각하는 일이 있습니다.
　'좀더 빨리 효과적인 대책을 취했다면 이렇게 악화되지는 않았을텐데'
　'일상의 식생활에 약간만 주의를 했어도 이 병에 걸리지 않았을텐데'
　임상의는 모두 이런 생각을 하면서 매일 진료를 합니다.
　실제로 지금 환자를 괴롭히고 있는 병의 대부분은 일상생활 중에서 약간 건강에 주의를 하는 것만으로 예방할 수 있거나 악화를 막을 수 있습니다.
　예를 들어 사망 원인의 15%를 점하고 있는 뇌혈관 질환 즉 뇌경색이나 뇌출혈 등의 뇌졸중은 다행히 목숨을 건지더라도 자리에 누워있거나 반신불수가 되거나 또는 실어증이나 건망증의 원인으로 되어 그 후의 생활에 막대한 장애를 초래하는 무서운 병입니다. 그러나 뇌경색이나 뇌출혈도 일상의 식사를 약간 배려하는 것만으로 예방이 가능한 경우가 있습니다. 사소한 배려를 하지 않아서 돌이킬 수 없는 증상이 되고 괴로운 노후가 되어버렸다. 그런 환자를 진찰할 때는 '조금만 신경을 썼더라면…' 라는 생각이 드는 것입니다.

뇌경색이나 뇌출혈을 위시하여 고혈압, 당뇨병, 심근경색, 협심증, 통풍, 건망증, 골다공증, 암 등의 병은 '생활습관병' 이라고 불리고 있습니다. 이들은 어느 것이고 잘못된 생활습관이 원인으로 걸리는 병인 동시에 그 생활습관을 고침으로써 예방하거나 악화를 방지할 수 있는 병입니다. 이전에는 '성인병' 이라고 불렀으며 확실히 40세를 넘으면 현저하게 증가합니다.

전국에 500만명(예비당뇨까지 포함 1,000만명)의 환자가 있다는 당뇨병의 예입니다. 마찬가지로 다른 생활습관병도 나이를 먹으면 점점 증가합니다.

몸의 조직이나 기관이 변질되어 원래 상태로 되돌아가지 않는 것이 생활습관병

생활습관병이라고 불리는 일련의 병에는 공통적인 메커니즘이 있습니다.

(1) 잘못된 생활습관에 의해 혈액 등 몸의 불균형 상태가 계속된다 (2) 불균형 상태가 계속되었기 때문에 몸의 조직이 변질된다 (3) 조직의 변질이 진행되어 장기의 기능이 손상되는 중대한 장해가 나타난다.

또 (1)의 상태라면 식생활 등의 개선에 의해 병은 치료됩니다. 그러나 몸의 조직이 손상되어 변질된 (2)의 상태가 되면 유감이지만 병을 완치시켜 원래의 건강한 상태로 완전히 되돌아가는 것은 어렵습니다. 현대의학으로도 일단 변질되어 파괴된 조직을 원래대로 되돌리는 일은 곤란합니다.

그렇다고 해서 잘못된 생활습관을 그대로 유지하면 피해가 점점 늘어나서 (3) 단계로 진행됩니다.

멀지 않아 장기가 정상적인 기능을 다할 수 없게 되어 결국에는 생활에도 지장을 초래하는 장해가 나타납니다.

조직이 변질된다 – 이 점이 폐렴이나 독감과 같이 밖에서 침입한 세균이나 바이러스가 일으키는 병과 크게 다른 점입니다. 폐렴이나 독감은 침입한 병원체를 격퇴하면 원래의 건강한 몸으로 되돌아가지만 진행된 생활습관병의 경우에는 원래의 몸으로 완전히 되돌아갈 수가 없습니다.

그래서 생활습관을 개선하여 미리 병을 예방하고 이미 증상이 나타난 경우에는 그 이상 악화시키지 않는 일이 중요합니다. '병에 걸리면 병원에서 치료한다' 라는 발상이 아니고 '자신의 건강은 자신이 지킨다' 라는 사고방식이 필요한 것입니다. 생활습관은 본인 이외에 어떤 명의도 고칠 수 없기 때문입니다.

생활습관병을 방지하는
'식생활의 원칙'은 단지 네 가지

　생활습관병이란 장기간 계속된 식생활 등의 잘못된 습관에 의해 몸의 조직이나 기관이 변질되는 병입니다.
　예를 들면 고혈압은 염분의 과잉 섭취나 만성적인 스트레스에 의해 혈관이 수축하기 쉽게 되어 일어납니다. 뇌경색이나 뇌출혈은 고혈압이나 콜레스테롤의 영향으로 뇌혈관이 손상을 받아 파괴되기 쉽게 되거나 막히는 것이 원인입니다.
　또 과식 등으로 췌장이 손상을 받으면 췌장에서 만드는 인슐린의 기능이 떨어져서 혈액으로 당분이 넘쳐나오게 됩니다. 이 당이 혈관이나 신경조직에 스며들기 때문에 당뇨병이 되면 신장이나 눈 또는 신경장해 등의 합병증이 나타납니다.
　건강한 세포의 이상화에 의해 발생하는 암도 발암물질이나 활성탄소에 의해 중요한 세포의 유전자가 파괴되는 것이 원인입니다.

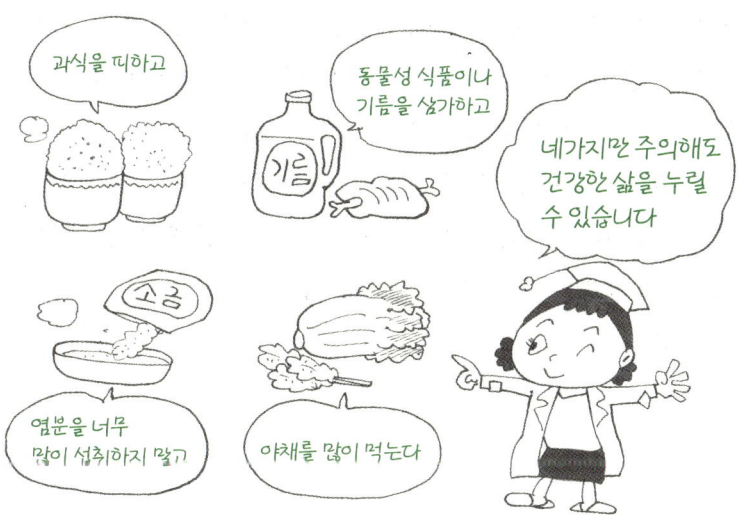

일단 발생하면 처음으로 되돌아가기 어려운 변질이나 이상화를 방지하는 일이 생활습관병의 예방 대책입니다. 이처럼 쓰면 어쩐지 터무니없이 어려운 것으로 생각할지도 모르지만 실제로는 대단히 간단한 일입니다.

우리들 의사가 환자에게 충고하는 예방법이나 악화 방지책은 크게 나눠 다음의 여섯 가지로 됩니다.

(1) 과식을 피합니다. (2) 동물성 식품이나 기름은 되도록 절제합니다. (3) 야채를 많이 먹습니다. (4) 염분을 너무 많이 섭취하지 않습니다. (5) 피로나 스트레스가 쌓이지 않도록 합니다. (6) 적당한 운동을 합니다.

여러분도 잘 아시는 것이라고 생각하지만 이 여섯 가지를 확실하게 실행하는 것만으로 중대한 장해를 일으키는 생활습관병을 방지할 수 있습니다. 그 중에서도 중요한 것은 (1)~(4)의 식생활에 관한 것으로 몸의 조직이나 기관을 변질시키는 최대 원인은 잘못된 식습관에 있다고 해도 과언이 아닙니다.

  식생활 개선이라고 하면 대단한 것으로 들리지만 구체적으로는 네 가지입니다. '과식' '지방' '야채 부족' '염분'의 네 가지에 주의하는 것뿐입니다. 그러나 그것을 쉽사리 실행할 수 없는 것도 사실입니다.

상당히 악화될 때까지
자각증상이 없기 때문에
생활습관병은 무섭다

　'당뇨병 환자도 처음에는 병원의 영양 지도에 따릅니다. 그러나 2, 3개월 지나면 다시 이전 식습관으로 되돌아갑니다.'
　이렇게 한탄하는 의사가 많습니다. 장기간 익숙해진 습관은 그렇게 간단히 고쳐지지 않습니다. 생활습관병인 경우는 열이나 통증이라는 증상이 없고 가만히 진행하여 조직의 변질이 어느 수준까지 도달한 시점에서 단숨에 증상이 나타나는 점이 특징입니다. 혈압이 높아도 혈당치나 콜레스테롤치가 이상이라도 그것만으로는 걱정이 되는 증상이 없기 때문에 병이라는 인식이 희박하게 되고 습관에 따르는 것입니다.
　지금까지의 식생활을 계속하면 당연히 검사 수치도 나쁘게 됩니다. 검사가 두렵게 되고 의사가 주의를 주는 것도 싫어서 통원을 중단하는 환자도 적지 않습니다. 그런 분이 몇 년이 지나서 병원에 옵니다. 그 때는 이미 병이 상당히 진행되어서 당뇨병이라면 시력이 떨어졌거나 한쪽 발을 질질 끌고 있는 합병증 증상이 나타나는 일도 많습니다.

식습관의 개선은 당뇨병과 같은 병에 걸린 사람에게도 매우 어렵기 때문에 예방으로 식생활을 고치려는 사람이 좀처럼 실행할 수 없는 것도 이상하지 않습니다.

그래서 생활습관병이 점점 늘고 있습니다. 당뇨병으로 사망하는 사람의 비율이 50년 전에 비해 10배로 되었습니다. 심근경색 등의 심장병은 약 2배 암의 사망률도 3배 가까이 증가하였습니다.

'소극적인 건강법'과 '적극적인 건강법'의 차이

식습관의 개선이 어렵다는 것은 그 사람의 건강의식이 낮다거나 의지가 약하다는 점도 있지만 그것만은 아닙니다. 우리의 생활 전체가 크게 변해서 건강한 식생활이 곤란하게 됐다는 점도 이유의 하나입니다.

예를 들어 어묵이나 돈까스 등의 튀김은 지방의 과잉 섭취가 되기 쉬워서 뇌경색이나 심장병의 원인이 되는 동맥경화를 촉진시킵니다. 그래서 우리들 의사도 '튀김을 삼갑시다' '유제품에 주의합시다' 라고 충고하고 있습니다.

최근의 자료에 의하면 가정에서의 식용유 사용량이 해마다 감소하고 있습니다. 그 때문에 이제 일반가정에서의 소비는 기대할 수 없다고 가정용 샐러드유 등의 텔레비전 광고를 중단하는 대형 식품 메이커도 있습니다.

장기간에 걸친 우리들의 충고가 주효한 것이냐 하면 그렇지도 않습니다. 기름을 사용한 귀찮은 튀김 요리를 가정에서 별로 만들지 않게 된 결과였습니다. 그 대신에 고지방 고칼로리로 되기 쉬운 외식이나 피자 등의 배달 음식이 늘고 있습니다. 우리들의 혈관 질이 점점 나빠져서 요즈음에는 초등학생의 동맥경화도 드물지 않습니다.

2~30년 전과 비교해도 우리의 생활은 크게 변했습니다. 여성의 사회 진출이 늘고 매일 요리에 시간과 손이 가는 전업주부가 줄었습니다. 가정에서 튀김 요리를 별로 만들지 않게 된 것도 그 결과입니다.

핵가족화가 진행되어 독신 세대나 노인만의 세대가 늘어서 슈

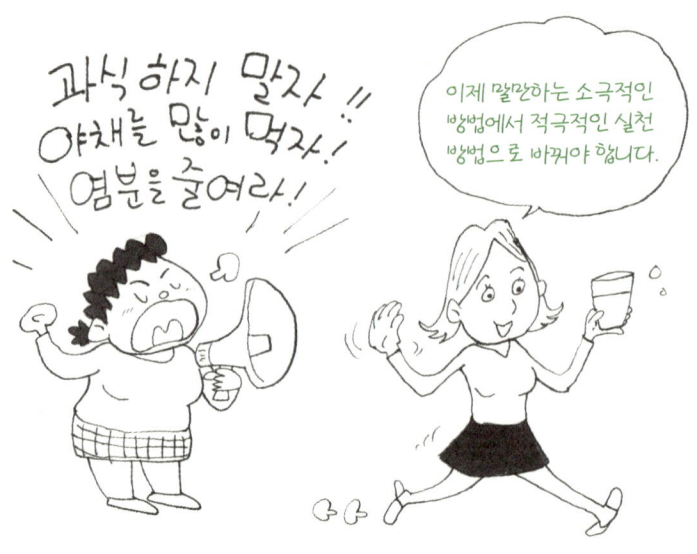

퍼마켓의 반찬과 편의점의 도시락 등으로 간단히 식사를 마치는 경우도 늘고 있습니다.

한편으로는 음식의 서구화가 진행되어 야채가 적고 고지방 고칼로리의 식습관이 들어왔습니다. 미식과 사치를 좋아하는 경향이 더욱 부채질을 하였습니다.

이런 시대에는 식생활의 개선도 생각대로 되지 않습니다. 더구나 건강법에 대한 생각도 조금씩 변하고 있습니다. '과식하지 않는다' '지방을 삼가한다' '야채 부족으로 두지 않는다' '염분을 과잉으로 섭취하지 않는다'와 같이 '~ 하지 않는다'라는 소극적인 건강법에서 완전한 식생활은 어렵다는 현실을 전제로 하여 부족한 부분을 건강 보조 식품 등으로 보완하는 보다 적극적인 건강법을 고려하게 되었습니다.

물론 네 가지 '~ 하지 않는다'에 충분히 주의를 하는 것은 생활습관병 예방의 대원칙입니다. 그 위에 몸에 좋은 식품을 영양 보조 식품이나 건강식품으로 섭취한다. 이런 발상이 점점 널리 퍼져서 지금은 많은 사람이 건강식품을 사용하게 되었습니다.

이것은 식품 성분의 영양학적, 의학적인 연구가 10년 전부터 급격히 진행되어, 식품 성분 중에는 병을 예방하거나 개선하는 적극적인 효과를 갖는 물질이 많다는 점이 밝혀졌기 때문입니다. 의사 중에도 종래의 충고와 더불어 건강식품이나 영양 보조식품을 권하는 사람이 늘고 있습니다.

생활습관병 예방에는
어떤 건강식품이나 **영양 보조식품이 좋은가?**

이런 추세에 따라 다양한 건강식품이 등장하였습니다. 약국에 가면 각종 영양 보조식품이 장소가 모자랄 정도로 진열되어 있고, 신문이나 잡지에서도 눈에 띄는 건강식품 광고가 셀 수 없이 많습니다. 그러나 그 중에서 자신에게 가장 알맞는 제품을 찾는 일은 대단히 어렵습니다. '어떤 건강식품을 선택해야 좋습니까?' 라고 상담하는 환자도 많습니다.

그 사람의 체질이나 생활패턴 또는 어떤 병이 있는지, 어떤 병에 걸리기 쉬운지 등에 따라서도 건강식품은 달리 선택합니다. 다만 생활습관병의 예방이라는 관점에서 선택한다면 파악해야 할 요점이 몇 가지 있습니다.

첫째 현대인의 식생활에서 부족하기 쉬운 야채의 영양을 보충할 것.

서구화된 우리들의 식생활에서는 아무래도 야채가 부족하기 마련입니다. 아시는 바와 같이 야채에는 몸의 기능을 향상시키는 비타민이나 미네랄이 풍부하며 만일 그것이 부족하면 몸에 여러 가지 나쁜 상태가 나타납니다. 또 야채의 성분에는 병을 예방하거나 개선하는 적극적인 효과를 갖는 물질이 많다는 점도 밝혀졌습니다.

둘째 되도록 많은 영양소를 균형이 잡힌 상태로 섭취할 수 있을 것.
영양 보조 식품 중에는 비타민제나 칼슘제와 같이 단일 영양소를 모은 형태의 것이 있습니다. 그러나 이것은 약과 같은 발상이기 때문에 너무 많이 섭취하면 몸의 영양 균형이 깨져서 과잉 섭취에 의한 부작용의 위험도 있습니다.

또 예방하고 싶은 생활습관병이 하나만은 아닙니다. 고혈압이 있으면서 당뇨병이 있거나 뇌경색이나 심장병, 건망증, 통풍, 암 등 다양한 병이 예방 대상으로 됩니다. 어깨 결림이나 불면, 변비 등 일상적인 증상도 포함하여 넓은 범위에서 예방 효과 및 개선 효과를 기대할 수 있어야 합니다.

더구나 생활습관병의 메커니즘을 보면 혈압이나 혈당, 콜레스테롤, 중성지방, 요산, 활성산소, 장내 세균 등의 영향이 복잡하게 얽혀 있어서 단일 영양소만으로는 맞겨룰 수 있는 단순한 상대가 아닙니다. 효과적으로 예방하기 위해서는 다양한 영양소와 각종 건강 성분의 힘을 빌려서 다각적으로 대처해야 합니다.

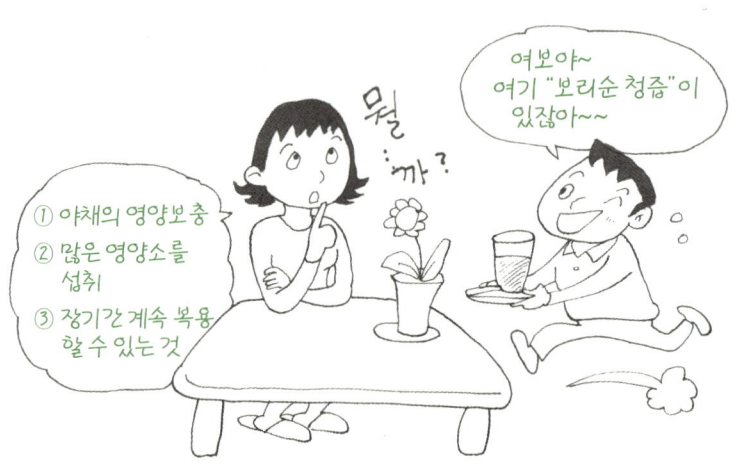

셋째 장기간 계속할 수 있는 것.

건강식품 중에는 놀랄 정도로 비싼 것이 있으며 그래서는 경제적인 부담이 커서 장기간 계속할 수 없습니다. 또 마시기 힘들거나 맛이 없는 것도 장기간 계속할 수 없습니다. '좋은 약은 입에 쓰다'고 하지만 약이 아닌 건강식품에 대해서는 맛있게 섭취할 수 있는 점도 선택할 때의 중요한 요소입니다.

이런 면에서 수많은 건강식품을 검토해 보면 의사로서 추천할 수 있는 것은 의외로 적습니다. 그 적은 '생활습관병 예방의 건강식품' 중 하나가 이 책에서 소개하는 보리순 청즙입니다.

의사가 추천하는
보리순 청즙 건강법

    현재 많은 건강법 가운데 특히 보리순 청즙 건강법을 추천하는 데는 몇 가지 이유가 있습니다. 우선 다음 페이지에 있는 〈"보리순 청즙" 성분의 다양한 작용〉표를 보십시오. 보리순 청즙에는 실로 다양한 영양소 및 건강물질이 풍부하게 포함되어 있고 병의 예방이나 개선에 대해 다양한 효과를 기대할 수 있습니다. 생활습관병이라고 불리는 일련의 병이 어느 것이고 전신적인 병이라는 점을 고려하면, 생활습관병으로부터 몸을 지키기 위한 건강식품으로서 대단히 우수하다고 말할 수 있습니다. 더구나 보리순 성분을 통째로 포함한 자연소재이기 때문에 비타민이나 미네랄을 단독으로 복용하는 경우와 비교해서 과잉 섭취에 의한 부작용 등의 걱정이 없습니다.

    또 청즙이라고 하면 '맛없다' 라는 이미지가 있지만 보리순 청

'보리순 청즙' 성분의 다양한 작용

- 뼈나 이를 튼튼하게 만든다 (칼슘)
- 골다공증의 예방 (비타민K, 비타민C, 칼슘)
- 콜레스테롤치의 저하 (나이아신, 옥타코사놀, 식물섬유)
- 당뇨병의 예방 (비타민C-B1, 식물섬유, 엽록소)
- 암이나 동맥경화를 예방 (베타글루칸, 카로틴, 폴리페놀, SOD)
- 만성위염, 위궤양, 위암의 예방 (비타민C)
- 알콜성 간지방의 예방 (비타민B1-B2-C, 엽록소)
- 변비 해소, 대장암의 예방 (식물섬유)
- 아토피성 피부염의 개선 (엽록소, SOD)
- 피부 보호 효과 (비타민C, 카로틴, 식물섬유, 아미노산)
- 자외선의 피해 예방 (비타민C, 카로틴)
- 적혈구를 만들어 빈혈 예방 (비타민C, 엽산, 철)
- 심장과 혈액 순환을 돕는다 (엽산, 엽록소, 아미노산)
- 노화방지 (카로틴, 비타민C, 폴리페놀, SOD, 아미노산)
- 건망증의 예방 (비타민B1)
- 스트레스나 짜증 해소 (비타민B1)
- 우울증상의 경감 (마그네슘)
- 불면증의 개선 (칼륨, 칼슘)
- 관절염이나 류머티즘의 개선 (칼슘)
- 생리통, 생리불순의 개선 (비타민K, 칼슘, 철)
- 임산부 선천성 기형의 예방 (엽산)
- 스태미나 증강 (옥타코사놀, 아미노산)

즙은 마시기 쉬워서 노인이나 어린이도 저항감 없이 마실 수 있습니다. 추출물처럼 냉장고에 보관할 필요가 없는 분말이라면 취급하기가 쉽고 바쁜 현대인이 장기간 애용할 수 있습니다.

보리순 청즙의 장점을 다음과 같이 정리합니다.
(1) 자연 식물섬유가 풍부하다
(2) 부족하기 쉬운 비타민이나 미네랄을 균형 잡힌 상태로 포함한다.
(3) 동맥경화나 암 예방에 효과가 있는 항산화 물질을 많이 포함한다.
(4) 다당류(베타글루칸)가 포함되어 항암 효과를 기대할 수 있다.
(5) 당뇨병이나 뇌졸중, 심장병, 건망증, 골다공증 등의 생활습관병은 물론 위염이나 위궤양, 빈혈, 아토피, 우울증, 갱년기 장애 등 현대인에게 많은 병에 대한 효능을 기대할 수 있다.
(6) 불면이나 짜증, 피로, 거친 피부, 변비, 어깨 결림 등의 일상적 증상에도 대응할 수 있다.
(7) 스태미나 증강이나 피로회복에 유용한 아미노산이나 폴리페놀이 포함되어 있다.
(8) 자연 식물이 소재이기 때문에 안전하고 안심할 수 있다.
(9) 어린이도 잘 먹기 때문에 어린이의 야채 부족에도 대응할 수 있다.
(10) 가격도 적당해서 경제적인 부담이 되지 않는다.

이만큼 많은 장점을 갖춘 건강식품은 달리 눈에 띄지 않습니다. 식생활 개선의 보조 수단으로 가정에서 사용하기에는 안성맞춤이라고 할 수 있습니다.

보리순 청즙 건강법은
어떤 효과가 있는가?

보리순 청즙에는 여러 가지 영양소나 건강물질이 포함되어 있으며 그들이 구체적으로 어떻게 효과를 발휘하는지는 다음 페이지에서 상세하게 설명합니다. 여기서는 청즙에 기대할 수 있는 효능을 정리합니다.

 장내를 깨끗이 청소해서 '변비'를 해소한다

적당히 부드러운 변이 듬뿍 나오는 것은 건강의 증거입니다. 아침에 화장실에서 느끼는 상쾌함으로 보리순의 효과를 실감한다고 하는 사람이 적지 않습니다.

'마시기 시작한지 이틀 후부터 심한 변비가 없어졌다' '아침에 보리순 청즙을 한잔 마시면 10~20분 후에 기분 좋게 배변을 한다' '이것을 마시고부터는 설사약에 의존할 필요가 없어졌다'

이렇게 애용자가 많은 것도 보리순 청즙은 그 자체의 반 정도가 신선한 식물섬유라는 점을 생각하면 당연합니다. 지독한 변비의 해소나 쾌적한 배변을 목적으로 보리순을 마시기 시작하는 사람도 많습니다.

변비의 주된 원인은 식물섬유의 부족, 불규칙한 생활, 스트레스 등이지만 최근에는 다이어트에 의한 소식이 원인으로 생각되는 경우도 현저하게 늘고 있습니다.

잘 알려진 바와 같이 변비는 대장암을 일으키는 최대 위험인자입니다. 변이 순조롭게 배설되지 않고 장내에 오래 머물면 식품에 포함된 발암물질의 영향이 커지는 것만이 아니고, 장내에 서식하는 악성균의 작용으로 단백질이나 지방질이 부패하여 다음 페이지의 도표에 있는 맹독성의 *니트로소아민이나 *인돌 등 많은 유해물질을 발생합니다.

니트로소아민이나 인돌은 강력한 발암물질입니다. 특히 장내에서 단백질이 부패하여 발생하는 2급 아민에 햄이나 소시지의 착색제인 아초산염이 결합하여 발생하는 니트로소아민은 위나 식도, 간장 등 미치는 곳에 암을 발생시키는 최악의 발암물질로 확

- 니트로소아민(nitrosoamine) : 일반식 RR'N - NO로 나타내는 화합물의 총칭으로 대개는 황색이다.
- 인돌(indole) : 헤테로고리 방향족 화합물

인되고 있습니다.

야채가 적고 육류가 많은 서구식 식사는 ⑴ 변비의 원인이 된다. ⑵ 악성균이 증가한다. ⑶ 악성균의 작용으로 유해물질이 발생한다. 더구나 변비 때문에 ⑷ 유해물질이 장내에 오래 머물기 때문에 그 영향이 커진다라는 악순환에 의해 대장암의 위험성을 크게 만듭니다. 그래서 우리의 식사가 서구식으로 되고 식탁에 오르는 야채가 줄기 때문에 대장암은 증가하고 있습니다. 또 변비는 고혈압이나 치질, 면역력의 저하, 피로 등의 원인이 되거나 거친 피부나 피부의 노화를 일으키거나 온몸의 폐해를 초래합니다.

이런 변비를 해소하기 위해 설사약을 사용하는 사람도 있지만 약은 별로 추천할 수 없습니다.

왜냐하면 약을 상용하면 장의 배변력이 약해지기 때문에 반대로 변비가 심해지고 약에 의존하지 않으면 배변할 수 없는 설사약 의존 체질로 될 위험이 있습니다. 자연 식물섬유를 많이 섭취하는 것이 가장 안전하고 자연적인 변비 해소법입니다.

장에서 소화 흡수되지 않는 식물섬유는 변의 부피를 늘리고 장을 자극함으로써 원활한 배변을 유도합니다. 또 비피더스균 등의 양성균은 식물섬유를 먹이로 삼기 때문에 양성균이 증가하여 장내의 환경이 정비될 수 있습니다.

보리순 청즙에는 고구마의 20배, 양배추의 26배, 양상치의 43배에 필적하는 섬유가 들어있고 그 식물섬유가 변비 해소에 유용합니다. 더구나 청즙에 풍부하게 포함된 비타민C는 최악의 발암물질인 니트로소아민이 장내에서 생성되는 것을 저지하는 작용을 합니다.

'변비가 증식시키는 악성균은 이렇게 무섭다

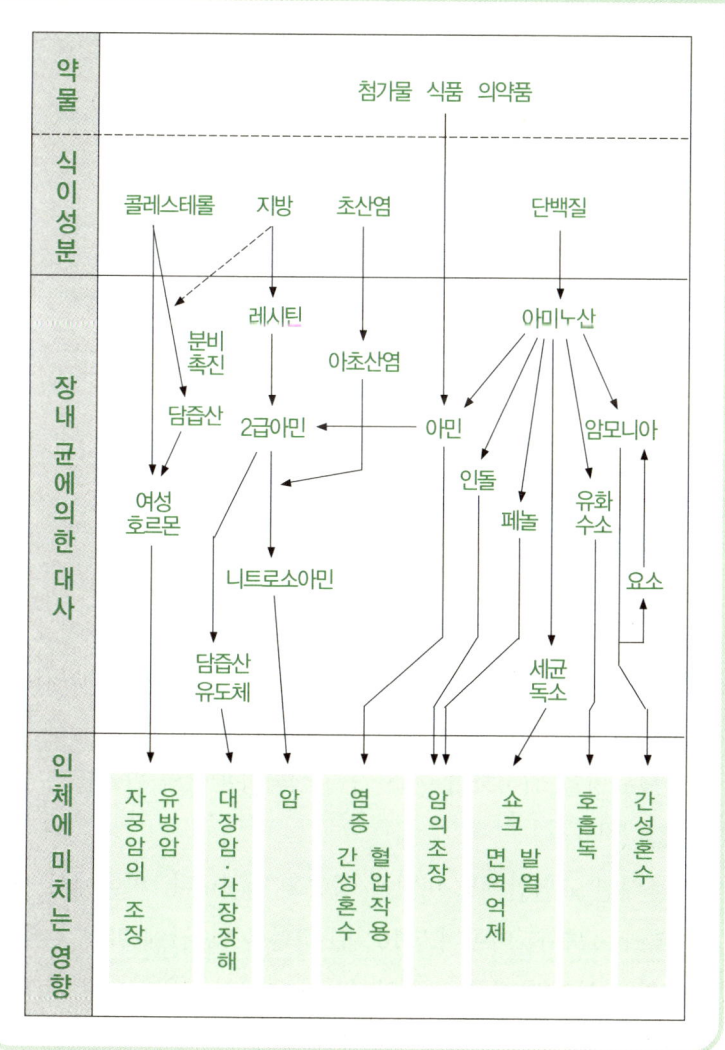

식물섬유량의 비교(100g 중)

우엉	→ 5.7g		양배추	→ 1.8g
브로콜리	→ 4.4g		샐러리	→ 1.5g
시금치	→ 2.8g		감자	→ 1.3g
야채 절임	→ 2.5g		배추	→ 1.3g
물냉이	→ 2.5g		양상치	→ 1.1g
고구마	→ 2.3g		**보리순 청즙**	→ **47.2g**

 만병의 원인이 되는 '비만'을 해소한다

　당뇨병에 걸린 사람의 80%는 비만을 경험하고 있습니다. 어떤 통계에서는 당뇨병 환자의 반수가 표준체중을 3할 이상 넘긴 "고도 비만"이었습니다. 그렇게 심하지 않더라도 비만도 10% 이상이 되면 당뇨병을 위시하여 여러 가지 생활습관병의 위험도가 훨씬 높아집니다.

　이를테면 고혈압에도 비만은 영향을 미칩니다. 미국에서 비만도 20%인 그룹과 마이너스 10%인 그룹을 8년간에 걸쳐 추적 조사한 결과 시작할 때 정상 혈압이었던 사람이 고혈압으로 된 확률은 비만 그룹이 마른 그룹보다 7배나 높았습니다.

또 비만인 사람은 일반적으로 동맥경화의 원인이 되는 총콜레스테롤치가 높고 양성 콜레스테롤치가 낮은 경향이 있습니다. 그 결과 심근경색 등의 심장병도 많고 정밀검사에서는 정상체중인 사람에 비해 2배 가까운 확률로 심장 장애가 발견되었습니다.

그 밖에도 통풍이나 담석, 피부염, 요로결석, 체장염, 신장염에 걸리기 쉽고 여성인 경우에는 생리불순, 불임증, 자궁내막암 등의 영향도 지적될 정도로 틀림없이 비만은 병의 온상이며 건강의 적입니다.

비만도는 '표준체중'과의 차이로 조사하는 방법과 '체격지수 (BMI)'를 구하는 방법이 있습니다. 의학계에서 비만 판정에 사용하는 것은 체격지수이며 BMI의 표준은 20~22이며 이 범위에 있는 사람은 병에 걸리기 어렵고 사망률도 낮다는 것이 각종 조사에서 확인되었습니다.

비만의 원인은 과식과 운동부족이기 때문에 비만의 예방과 해소법은 (1) 섭취 칼로리의 제한 (2) 적당한 운동의 두 가지입니다. 어느 쪽이든 한 가지만으로 체중을 조절하려고 하면 무리가 되기 때문에 식사와 운동의 양면에서 감량하는 방법을 추천합니다.

텔레비전이나 잡지가 소개하는 다이어트 중에는 '1주일에 5kg'이나 '1개월에 10kg'이라는 선전 문구로 젊은 여성의 날씬한 몸매의 소망에 호소하는 것도 있지만 과격한 다이어트는 실패로 끝날 가능성이 높은 것만이 아니고 뇌의 수축이나 골다골증 등의 건강 피해를 초래합니다.

다이어트에서 가장 필요한 것은 뭐라고 해도 끈기입니다. 무리하지 않고 장기적으로 계획을 세워 끈기있게 계속하는 것이 성공의 비결입니다.

무리하지 않는 다이어트의 기본은 아시는 바와 같이 칼로리가 높은 동물성 식품을 줄이고 식물섬유가 많은 야채를 늘리는 일입니다.

그러나 야채가 많은 식사는 아무래도 맛없는 식사로 되기 쉽기 때문에 이것도 감량에 성공하지 못하는 이유의 하나로 됩니다. 요즘 사람은 현재 하루에 약 295g의 야채를 섭취하고 있지만 비만을 방지하고 생활습관병을 예방하기 위해 필요한 야채는 하루에 350g 이상입니다.

지금보다 20% 이상이나 많이 섭취해야 된다는 계산이며 야채를 싫어하는 사람으로서는 상당히 고통스런 숫자라고 할 수 있습니다.

그래서 섭취하기 쉬운 건강식품의 도움을 받아 식물섬유를 위시한 야채의 영양을 보충하면서 무리하지 않고 실행하기 쉬운 형태로 탈비만형, 탈생활습관병의 식생활을 실현하려는 방법이 보리순 청즙 건강법입니다.

수확한 보리의 새싹을 통째로 사용해서 만드는 보리순 청즙에는 자연 식물섬유가 듬뿍 포함되어 있습니다.

식물섬유는

(1) 장내에서 10배 가까이 부풀어오르기 때문에 식전에 먹으면 포만감을 주고 과식을 방지할 수 있습니다.

(2) 당이나 콜레스테롤의 흡수를 늦춥니다.
(3) 당이나 콜레스테롤, 중성지방을 흡착해서 변과 함께 배설해 줍니다.

보리순 청즙에는 식물섬유가 고구마의 20배나 포함되어 있어서 이런 자연 섬유의 작용을 충분히 기대할 수 있습니다. 자연섬유의 장점은 비타민이나 미네랄, 아미노산 등의 영양소가 풍부하기 때문에 특수한 다이어트 방법에서 항상 따라 다니는 영양 부족의 위험이 없습니다.

자신의 표준 체중을 알아둔다

〈신장 150cm 미만〉
(신장 − 100) = 표준체중(kg)

〈신장 150~160cm 미만〉
(신장 − 150) × 0.4 + 50 = 표준체중(kg)

〈신장 160cm 이상〉
(신장 − 100) × 0.9 = 표준체중(kg)

***최근에는 BMI(체격지수)가 쓰이는 일도 많다.**
BMI = 체중(kg) ÷ [신장(m)의 2제곱]

표준   20~22
요주의 22 이상
비만   26 이상

다만 밥이나 육류는 전혀 먹지 않고 청즙만으로 단기간에 체중을 줄이려는 극단적인 다이어트에는 동의할 수 없습니다. 이 건강법의 장점은 식물섬유나 비타민, 미네랄 등을 청즙으로 풍부하게 섭취함으로써 무리하지 않고 완만한 다이어트 효과를 낼 수 있는 것입니다.

 건강하지 않은 '걸쭉한 혈액'을 해소한다

걸쭉한 혈액이란 혈액에 포함된 당이나 콜레스테롤, 중성지방 등이 늘어나서 점착성이나 응집성(덩어리가 되기 쉬운 성질)이 증가한 혈액을 말합니다. 걸쭉한 혈액이 두려운 것은 점착성이나 응집성이 증가한 결과 뇌경색이나 뇌출혈, 심근경색, 협심증, 건망증 등의 원인이 되는 동맥경화를 촉진시키고 또한 당뇨병이나 고혈압도 악화시키기 때문입니다.

현재 사망률 중 가장 높은 것은 암이고 그 다음에 뇌졸중(뇌경색·뇌출혈), 심장병(심근경색·협심증)으로 이어지지만 뇌졸중과 심장병을 합하면 암의 사망률에 필적하여 걸쭉한 혈액이 원인이 되어 사망한다고 생각할 수 있습니다. 더구나 이들 병은 누워있거나 건망증, 신체기능의 마비 등 그 후의 생활에 중대한 지장을 초래하는 경우가 많아서 어떤 의미에서는 암보다도 괴로운 병이라고 할 수 있습니다.

걸쭉한 혈액으로 되기 쉬운 사람은 (1) 육류나 유제품 등 고지방 고

걸쭉한 혈액에 많은 증상과 병증

걸쭉한 혈액의 초기증상	걸쭉한 혈액이 가져오는 병증
나른하다	빈혈
피로가 가시지 않는다	동맥경화
어깨가 결리고 두통이 심하다	심장병(협심증, 심근경색)
피부가 거칠다	뇌경색(뇌혈전, 뇌색전증)
검버섯, 주근깨, 거무스름함	당뇨병
머리카락이 바삭거리다 (갈라진머리, 끊긴머리)	신경화증
손발이 차다(냉증)	산부인과 병증
생리통이 심하다	불임, 자궁근종, 자궁내막증
설사와 변비에 실달린다	탈모증

칼로리 식품을 즐기는 사람 (2) 과식하여 살찐 사람 (3) 야채 부족인 사람 (4) 운동부족인 사람 (5)흡연자 등이지만 특히 혈액검사에서 '콜레스테롤치가 높다' 'HDL(양성콜레스테롤)이 낮다' '중성지방치가 높다' '혈당치가 높다' 라는 사람은 이미 혈액이 걸쭉한 상태로 되었다고 생각할 수 있기 때문에 충분한 주의가 필요합니다.

이처럼 위험한 걸쭉한 혈액을 해소하여 건전한 혈액을 만들기 위해서는 식생활의 개선이 가장 중요한 포인트가 됩니다.

그런데 이전에는 건강한 혈액을 만들어 혈관의 노화인 동맥경화를 예방하기 위해서는 식물성 기름을 사용하는 방법을 많이 추천하였습니다. 마가린이나 샐러드유 등의 식물성 지방이나 어육에 포함된 지방은 불포화지방산이라고 불리며 혈액을 걸쭉하게 만드는 콜레스테롤치를 낮추는 효능이 있습니다.

여러분도 아시는 바와 같이 콜레스테롤은 혈관에 부착하여 혈관벽을 변질시킵니다. 최근에는 그 메커니즘이 대부분 밝혀졌습니다. 콜레스테롤은 혈관벽의 세포 사이로부터 놀랍게도 혈관조직에까지 들어간 것입니다.

콜레스테롤이 내측에 들어가면 그곳에 면역세포인 대식세포(macro phage)가 모여듭니다. 이 면역세포는 콜레스테롤을 계속해서 잡아먹지만 너무 먹으면 파열되어 그곳에서 걸쭉한 콜레스테롤이 흘러나옵니다. 이런 대식세포의 사체나 콜레스테롤이 쌓여서 *죽상경화-아테롬(atheroma)경화-가 일어납니다. 그렇게 되면 중성지방이나 혈소판 등이 점점 들러붙어서 멀지 않아 혈전이 형성되고 그것이 죽상경화로 좁아진 혈관을 막는 것입니다.

마가린이나 샐러드유 등의 불포화지방산은 혈중 콜레스테롤을 저하시켜 이렇게 두려운 동맥경화를 예방하기 때문에 적극적으로

• 죽상경화증 : 대동맥, 관동맥, 등에 발생하여, 내막에서 지질의 침착과 섬유성비후를 일으키는 증상

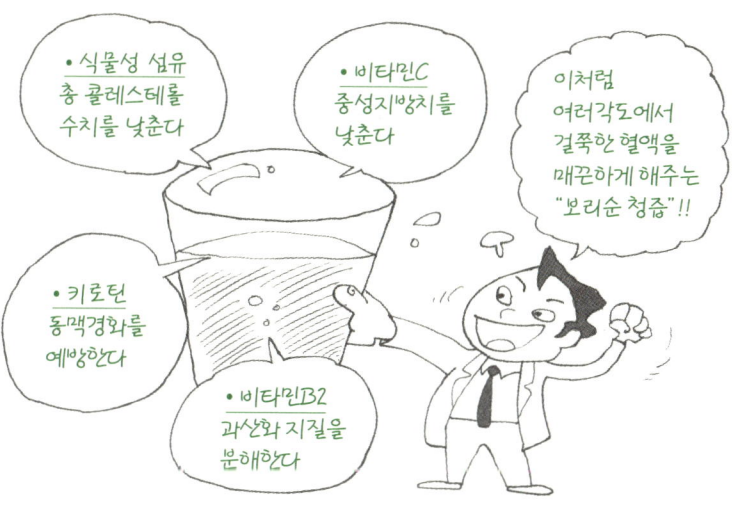

섭취하도록 권장하였습니다. 그러나 현재에는 불포화지방산은 대단히 쉽게 산화하고 일단 산화하면 과산화지질이라는 활성산소와 똑같은 독성을 띠고 반대로 콜레스테롤을 산화시켜서 악성 콜레스테롤의 악성도를 높힌다는 사실이 알려졌습니다.

병원들의 건강 만들기 지침에서는 야채의 중요성을 강조하고 있으며 야채의 비타민에는 이런 산화를 방지하는 효능이 있습니다. 보리순 청즙 건강법이 주목을 받는 점도 보리순 청즙에는 콜레스테롤이나 세포를 무서운 산화로부터 지키는 각종의 '항산화 비타민'이 균형 잡힌 상태로 포함되어 있다는 점이 이유의 하나입니다.

보리순 청즙에 기대하는 걸쭉한 혈액 해소 능력을 정리해 봅시다.
  ⑴ 식물섬유는 혈액 중의 당의 상승을 억제하여 총콜레스테롤치를 낮춘다.
  ⑵ 비타민C는 혈중 콜레스테롤이나 중성지방치를 낮춘다.
  ⑶ 카로틴은 콜레스테롤의 산화를 방지하여 동맥경화를 예방한다.
  ⑷ 비타민B2는 동맥경화의 원인이 되는 과산화지질을 분해한다.

이처럼 보리순 청즙에 포함된 성분은 여러 각도에서 걸쭉한 혈액을 매끈하게 바꿔주는 기능을 갖고 있습니다.

 환자가 많은 '고혈압'과 '당뇨병'을 예방 또는 개선한다.

생활습관병으로 병원에 오는 환자 중에서 가장 많은 즉 우리가 가장 걸리기 쉬운 병이 고혈압과 당뇨병입니다. 고혈압 환자는 전국에 500만명 이상이라고 하며 40년대에는 두 사람에 한 사람, 60~70년대에는 세 사람에 두 사람 비율로 됩니다. 당뇨병 환자도 500만명으로 고혈압에 이어많고 예비 환자까지 포함하면 1,000만명이나 됩니다.

그러나 고혈압이라는 병으로 사망한 사람은 거의 없습니다. 그렇다고 해서 안심할 수 없는 것은 고혈압의 강한 혈류에 의해 동맥경화가 촉진되고 혈관이 점점 변질되기 때문입니다. 약해진 혈관이 파괴되어 출혈이 되고 목숨에 관계되는 발작을 일으키는 뇌출혈의 위험을 높이는 것만이 아니고 뇌경색이나 심근경색의 위험도 커지게 됩니다.

수축기 160, 확장기 96 이상이 되면 심장병에 의한 사망률이 정상인에 비해 9배가 됩니다. 뇌졸중도 3.5배로 뛰어오릅니다. 그 밖에 암에 의한 사망률도 2배로 되는 것과 같이 고혈압은 다른 병을 악화시키는 요소입니다.

당뇨병도 마찬가지로 혈액 중에 늘어난 당의 영향으로 혈관이 변질되어 심장병이나 신장병, 뇌졸중 등을 일으키기 쉽게 됩니다. 그 결과로 노화가 빨라지고 당뇨병 환자의 수명은 일반인보다 남성이 약 10년, 여성은 약 15년 짧아진다는 통계도 있습니다. 특히 당뇨병과 고혈압, 고콜레스테롤, 비만의 네 가지가 갖추어지면 수명이 극단적으로 짧아지기 때문에 의사 중에는 '죽음의 4중주'라고 부르는 사람도 있을 정도입니다.

보리순 청즙 건강법은 고혈압이나 당뇨병의 예방 및 개선에 대해서도 보리순 청즙에 포함된 다양한 성분이 복합적인 효과를 발휘할 것으로 기대합니다.

(1) 풍부한 식물섬유가 여분의 당이나 염분을 흡착해서 체외로 운반한다.
(2) 식물섬유에는 당의 흡수를 늦추는 작용이 있다.
(3) 장내에서 10배 정도 커지는 식물섬유는 과식을 방지한다.
(4) 칼슘은 혈관에 작용하여 고혈압을 예방한다.
(5) 마그네슘은 근육세포를 이완시켜 혈관을 확장한다.

고혈압이나 당뇨병은 환자가 많은 것뿐이지 '대단한 병은 아니다'라고 잘못된 생각을 하기 쉽습니다. 혈관 등의 조직을 변질시키는 어려운 병이라는 점을 확실히 인식하고 평소부터 예방에 유의하는 것이 중요합니다.

다양한 항산화 물질이 '노화'나 '암'을 예방한다

가장 높은 사망 원인인 암은 아직도 완전한 치료법이 없어서 치료하기 어려운 병의 대표로 되어 있습니다. 그러나 최근의 연구로 발암에는 활성산소가 깊이 관계되어 있다는 사실이 알려졌습니다. 활성산소의 작용에 대해서는 다음에 자세하게 설명하겠지만

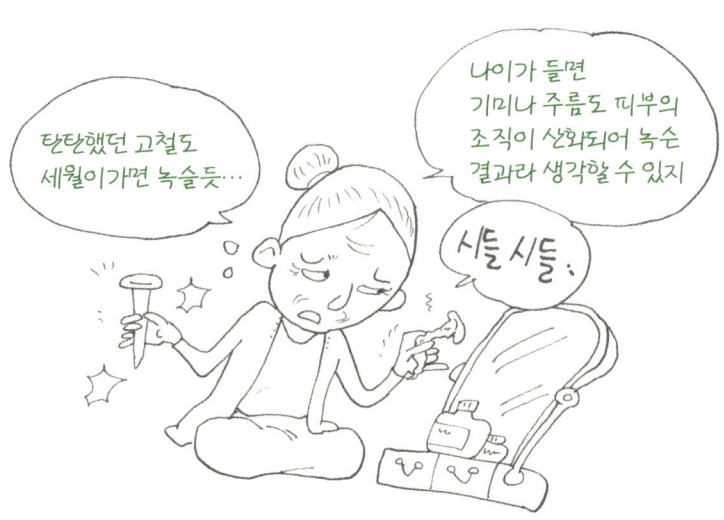

간단히 말하면 철이 산화하여 녹스는 것과 똑같은 현상이 우리 몸의 조직에서 일어나는 것입니다.

산소를 마시면서 살아가는 우리 몸은 나이와 함께 산화되어 갑니다. 과산화지질이라는 독은 동맥경화를 촉진한다고 말했지만 동맥경화도 혈관에서 일어나는 산화의 일종입니다. 나이가 들면 늘어나는 기미나 주름도 피부의 조직이 산화되어 녹슨 결과라고 생각할 수 있습니다.

이 산화작용을 강력하게 추진하는 것이 활성산소입니다. 예를 들어 암은 아시는 바와 같이 세포의 증식을 조절하는 유전자가 파괴되어 분열을 계속하는 하나의 암세포로부터 시작됩니다. 유전자를 파괴하는 최대의 요인이 실은 활성산소라는 사실이 명확하게 되었습니다.

그래서 문제가 되는 것은 산소를 호흡하고 그것을 이용함으로써 살아가는 우리 몸에서는 항상 일정한 비율로 노화나 암의 원인이 되는 활성산소가 발생한다는 점입니다.

물론 인간이나 식물에는 자신의 생명을 지키기 위해 활성산소를 해가 없도록 만드는 장치가 마련되어 있습니다. 그것이 체내에서 만들어지는 항산화 효소로 인간의 경우에는 SOD 등 몇 개의 항산화 효소를 만들어 활성산소의 독을 해소하고 있습니다. SOD가 많은 사람이 수명이 길다는 보고도 있습니다.

식물의 경우에는 비타민A(베타카로틴), B2, C, E의 네 가지 비타민이 항산화 물질로 작용하고 있습니다. 또 식물의 색소성분이나 미량성분인 폴리페놀에도 우수한 항산화 작용이 있습니다.

여기까지 설명하면 보리순 청즙 건강법이 암 예방이나 노화 예방에 효과가 있는 이유를 아시게 될 것입니다. 보리순 청즙에는 여러 종류의 비타민이나 폴리페놀이 풍부하게 포함되어 있어서 식물의 우수한 항산화 물질을 듬뿍 섭취할 수 있습니다.

또 보리순 청즙에는 *베타글루칸이라는 다당류도 포함되어 있습니다. 예전부터 암에 효과가 있다고 하는 영지나 *아가리쿠스 등의 버섯에는 베타글루칸이 많이 포함되어 있으며 이 물질은 사람의 면역력을 높게 만들어 암을 억제하는 우수한 힘을 지닌다는 사실이 확인되었습니다.

그러나 아가리쿠스를 먹거나 보리순 청즙을 먹으면 암이 치료된다는 생각에는 의사로서 찬성할 수 없습니다. 오히려 보리순 청즙의 장점은 몇 개의 항산화 비타민 및 폴리페놀이나 베타글루칸 등의 건강물질이 다양하게 작용하여 암이 발생하기 어려운 체질로 만든다고 생각하는 편이 좋을 것입니다.

- 베타글루칸(B-Glucan) : 다당류의 일종인 베타글루칸(B-Glucan)은 인간의 정상적인 세포조직의 면역기능을 활성화시켜 암세포의 증식과 재발을 억제하고 면역세포의 기능을 활성화시켜준다
- 아가리쿠스 : 담자균류 주름버섯목 주름버섯과의 버섯

보리순 분말의 아미노산 함유량

보리순 분말	함유량(mg)	보리순 분말	함유량(mg)
이소로이신	1,400	히스티딘	600
로이신	2,500	알기닌	1,800
리진	1,900	아라닌	2,000
메치오닌	480	아스파라긴산	3,500
시스틴	440	구루타민산	3,700
페닐아라닌	1,700	그리신	1,700
티로신	1,200	프로린	1,400
스레오닌	1,400	세린	1,300
트리프토판	450		
바린	200	합 계	29,530

 신체의 기능을 향상시켜서 활력을 준다

보리순 청즙 건강법을 실천하고 있는 사람 중에 '복용하고부터 감기에 걸리지 않는다' '겨울이 되면 항상 감기 때문에 몸이 좋지 않았는데 금년에는 건강하게 겨울을 지냈다' 라고 말하는 사람이 적지 않습니다.

그러나 보리순에 감기 병원체를 격퇴하는 성분이 포함되어 있는 것은 아닙니다. 이것은 여러 가지 성분의 복합작용으로 몸에 저항력이 생긴 결과라고 해석할 수 있습니다. 비타민이나 미네랄의 본래 작용은 몸의 여러 기능을 조절하는 것이기 때문에 보리순 청즙에 균형이 잡힌 형태로 포함되어 있는 비타민이나 미네랄을 계속 섭취하는 동안에 몸의 여러 기능이 좋아지고 전반적으로 건강이 좋아지고 저항력도 강해진다고 생각할 수 있습니다.

지금까지는 생활습관병의 예방에 대해 이야기했지만 각각의 병만이 아닌 전신의 기능이 개선되어 원기 있고 발랄하게 생활하는 일도 중요합니다. 그 가운데 어깨 결림이나 두통, 짜증, 불면, 냉증, 식욕부진과 같은 일상적인 불편함도 해소되는 일이 많습니다.

그 위에 각종 아미노산이 풍부하게 포함되어 있는 것도 보리순 청즙의 특징입니다.

아미노산은 세포의 재료인 단백질의 구성요소이며 22종의 아미노산이 알려졌습니다. 그 가운데 필수 아미노산이라고 불리는 9종류는 체내에서 생산되지 않기 때문에 식품을 통해 섭취해야만 됩니다.

보리순 청즙에는 18종류의 아미노산이 포함되어 있으며 더구나 고맙게도 모든 필수 아미노산이 포함되어 있습니다. 세포 단위부터 우리 몸을 건강하게 만들어 일상생활을 힘있고 발랄하게 지내는 에너지를 주는 영양원으로 기대할 수 있습니다.

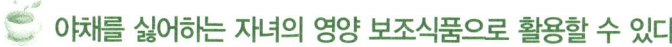# 야채를 싫어하는 자녀의 영양 보조식품으로 활용할 수 있다

'집안 아이가 야채를 싫어하지만 보리순 청즙은 즐겨 마십니다. 야채 부족을 걱정했는데 이제 안심할 수 있습니다.'

보리순 청즙 건강법을 실천하는 가정에서는 자녀에게도 먹이고 있는 경우가 많은 모양입니다. 식사할 때마다 '좀더 야채를 먹어라' '야채를 남기면 안돼' 라고 해도 듣지 않던 아이들이 보리순 청즙을 즐겨 마시면서 야채 부족의 걱정에서 해방되어 안심했다라는 기쁜 소식도 많은 모양입니다.

한창 발육기의 자녀에게는 성인 이상으로 비타민이나 미네랄이 필요합니다. 야채를 싫어하는 자녀에게는 아무래도 부족하기 때문에 마시기 쉬운 보리순 청즙으로 비타민이나 미네랄을 보충하는 것도 자녀를 기르는 지혜의 하나입니다.

보리순 분말을 물에 타는 것이 일반적인 복용방법이지만 건강법을 실천하는 가정에서는 우유에 타거나 요구르트에 타는 방법도 있습니다.

성인만이 아니고 어린이도 응용할 수 있습니다. 가정에서 실천하는 건강법 및 모든 가족의 건강 만들기에 중요한 요소라고 할 수 있습니다.

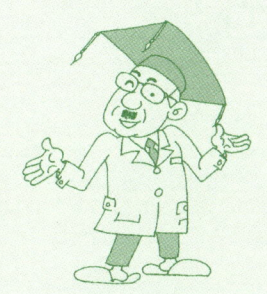

[제 3 장]

이상적인 건강식품 '보리순 청즙'은 이렇게 태어났다

1천년 전의 건강법이
새롭게 소생했다

　일반적으로 '청즙'이란 녹황색의 야채를 짜서 영양성분을 마시는 '야채주스'를 말합니다. 그 이름이 사람들에게 널리 알려지게 된 계기는 광고 방송일 것입니다. 그 때문인지 청즙이라고 하면 최근 등장한 새로운 건강식품으로 생각하는 사람도 많습니다.
　청즙에는 실제로 긴 역사가 있습니다. 한방에 사용되는 약초 등을 집대성한 중국의 고서 '본초강목'이나 1천년 전에 정리된 일본 최고의 의학서인 '의심방'에도 식물을 짠 즙을 이용한 치료법이 나옵니다. 예를 들어 봄에 나는 식물의 대표인 쑥도 개화기 이전의 잎을 채취하여 그 즙을 치료에 사용하였습니다.
　화학 합성약이 없던 시대의 사람들은 자신의 목숨을 지키고 건강을 유지하는 힘을 식물의 강인한 생명력에서 찾았습니다. 그 결과 다양한 식물의 효능이 알려졌고 그 중에는 현대의학으로 확

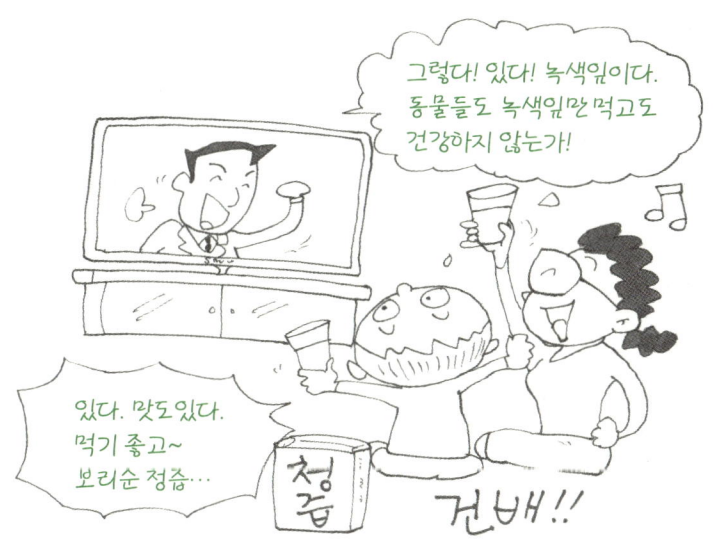

인된 약리 효과도 적지 않습니다. 반대로 말하면 현대인은 화학 합성약에 지나치게 의존하고 있습니다. '병에 걸리면 약을 먹으면 된다. 약이 병을 치료해 줄 것이다.' – 어딘지 그런 느낌이 듭니다.

식물의 자연적인 힘을 받아들여서 몸의 속부터 생명력을 증강한다는 사고방식이 어느새 희박해졌습니다. 현대인의 야채 부족이나 동물성 식품 과잉섭취에 의한 생활습관병의 만연 등은 틀림없이 그 결과입니다.

청즙의 '그린 파워'도 완전히 잊혀졌습니다.

그 청즙에 다시 한번 서광을 비춘 사람은 교토대학 의학부를 졸업하고 오사카 여자의전(현재 칸사이 의과대학)의 교수였던 고 엔도 박사였습니다. 2차 세계대전 말기의 식량난 때문에 사람들이 굶주리고 영양실조에 걸렸을 때 풀이나 나뭇잎을 영양 보조식품으로 이용하려고 생각한 것이 시작이었습니다.

엔도 박사는 그 때 떠오른 생각을 다음과 같이 기록하였습니다.

'그렇다. 있다. 있다! 약이다. 녹색 잎이다. 야채 잎이 나뭇잎이 얼마든지 무진장 있다. 동물은 모두 녹색 잎을 먹고 그렇게 건강하게 살고 있지 않은가' (엔도 "청즙은 효과가 있다"에서)

처음에는 무나 머위, 고구마의 잎을 찌거나 볶았습니다. 식용으로 적합하지 않은 딱딱한 잎사귀는 보통의 조리법으로는 먹기 어려웠기 때문입니다. 또 날것이 영양 면에서 더 효과가 있다고 생각한 박사는 잎사귀를 갈아서 으깨고 그 즙을 짜서 먹기 쉬운 주스로 만들었습니다.

박사가 고안한 그 주스가 세상에 나온 청즙의 원조입니다.

폐렴이었던 박사의 아들이나 만성 신장염이었던 부인이 청즙으로 건강하게 되었습니다. "그린 파워"를 확신한 박사는 군의관으로 근무하던 부대에서도 청즙을 만들어 병사들에게 먹였습니다. 멀지 않아 엔도 군의관이 근무하던 부대에서는 청즙이 병의 치료나 예방에 효과가 있다고 평가를 내렸고 점차 널리 퍼지게 되었습니다.

보리순으로 만든
청즙이 탄생

　이런 청즙의 힘은 어디에서 오는 것일까? 그것을 조사하던 박사는 미국의 생화학자이며 비타민 연구로 세계적으로 유명한 매캘럼의 '최신 영양학' 이란 책을 만나게 됩니다.
　'야채에서 좋은 것은 녹색 잎뿐이며 그에 비해 다른 야채와 과일은 훨씬 뒤떨어진다' 라고 그 책에는 적혀 있었습니다.
　'야채가 좋다' 고 하는 성적은 '녹색 잎' 에서의 실험 결과이다. 더구나 같은 녹색 잎이라도 색이 옅은 것은 좋지 않고 색이 진하더라도 시금치는 칼슘이 이용되지 않기 때문에 별로 좋지 않다. 또 녹색 잎은 그 자체가 영양적으로 완전한 식품일 뿐만 아니라 풍부한 비타민이나 미네랄에 의해 영양소의 체내 이용을 촉진하기 때문에 열량이나 단백질의 필요량이 절약된다.
　매캘럼의 설은 청즙의 효과에 대한 영양학적인 뒷받침이 되고 박사는 점점 "그린 파워"에 대한 확신을 깊게 합니다.

'이처럼 나는 야채(녹색 잎)를 충분히 먹으면 소식으로 해결되고 그것만으로 건강하고 장수할 수 있다, 반대로 육식이나 곡식 중심의 식사로는 많이 먹지 않으면 몸을 지탱할 수 없고 건강을 해치기 쉬우며 장수할 수 없다는 이유를 납득할 수 있다'

식량난이었던 당시에는 아직 서구식 식생활의 위험성이 충분히 알려지지 않았습니다. 오히려 칼로리가 건강의 근원이라고 여겨져서 칼로리 섭취를 중심으로 생각하던 시대가 그 후에도 오래 이어집니다.

미국 상원의 맥거번 보고가 '미국인의 고지방식이 심장병 등의 성인병을 증가시키고 성인병에 의한 의료비 증가에 의해 미국 경제는 파탄될 것이다' 라고 경고하여 세계에 센세이션을 일으킨 것은 훨씬 뒤인 1970년대입니다.

이렇게 칼로리 우선인 시대에 엔도 박사는 재빠르게 육식의 위험을 관찰하고 "그린 파워"가 건강에 크게 기여한다는 사실을 청즙을 통해 증명해 보여주었습니다.

전후 중앙병원의 원장이 된 엔도 박사는 병원 급식에도 청즙을 도입합니다. 그 결과가 사람들의 관심을 끌어서 청즙 신봉자가 점차 늘었습니다. 그 당시 청즙의 재료는 양배추, 순무, 무 등입니다. 그러나 그것만으로는 수요를 조달할 수 없었습니다. 이윽고 '케일'이라는 연중 재배할 수 있고 수확량도 많은 야채가 사용되게 되었습니다.

케일은 유럽 원산의 평지과의 야채로 양배추의 원종이라고 합니다. 박사는 1955년에 미국에서 종자를 도입하여 청즙의 주요 재료로 사용하였습니다. 비타민과 미네랄이 풍부한 케일은 틀림없이 청즙의 우수한 재료입니다. 다만 풀냄새가 강하기 때문에 마시기 쉽지 않아서 싫어하는 사람도 적지 않았습다.

그러나 보리순을 사용한 청즙이 1970년대에 등장하자 케일에 비해 마시기 쉬워서 미국이나 캐나다, 독일, 스웨덴, 중국, 홍콩 등에도 애용자가 늘었습니다. 아시는 바와 같이 보리는 벼과의 작물로 사료로 쓰거나 간장이나 된장, 맥주의 원료로 쓰이고 있습니다. 그 위에 성장하기 전 싱싱한 어린 잎에는 다른 청즙의 원료인 녹황색 야채를 훨씬 능가하는 풍부한 비타민과 미네랄, 효소가 포함되어 있습니다.

맛있는 보리순에 주목

'건강법으로 청즙을 마시고 싶은데 어떤 청즙이 좋습니까?'
 제가 청즙 건강법을 높이 평가하고 있는 것을 아시는 환자로부터 그런 질문을 받는 일이 있습니다. 제가 대답하는 것은 다음 세 가지입니다. ⑴ 신뢰할 수 있는 곳에서 제조된 것. ⑵ 마시기 쉬운 것. ⑶ 유효성분이 확실하게 확인된 것 등입니다. 이것은 청즙에만 한정된 것이 아닙니다. 건강식품을 선택할 때에는 반드시 고려해야 할 포인트입니다.
 사람들의 건강 의식이 높아진 요 수년 동안에 수많은 건강식품이 등장하였습니다. 그러나 그 중에는 안정성이나 품질 면에서 의문을 품을 수밖에 없는 것도 보입니다. 실제로 신문이나 텔레비전 뉴스에서 아시는 바와 같이 다이어트 식품 등에 의한 건강 피해도 보고되고 있습니다. 안정성이나 품질 면에서 충분한 대책을 세우고 있는지 확인하는 일이 중요합니다.

먹기 쉬운 것도 건강식품을 선택할 때의 중요한 포인트가 됩니다. 아무리 영양 면에서 우수한 식품이라도 맛있게 계속해서 마시지 않으면 일상적인 건강법으로 오래 계속할 수 없습니다. 물론 영양 면에서 확실하게 파악되어 있고 유효성분의 '효과'가 확인되어 있는 것도 조건의 하나입니다.

이런 관점에서 높은 평가를 얻고 있는 것이 녹황색 야채를 훨씬 능가하는 풍부한 비타민, 미네랄, 효소를 포함한 보리순 청즙입니다.

예를 들면 나고야에서 오랫동안 한약 제조를 하고 있는 야마모토 씨가 만들고 있는 보리순 청즙의 경우 보리순을 분말로 만들어서 천연소재의 장점을 살리면서 녹차 맛으로 해서 마시기 쉽도록 연구하고 있습니다.

이 책에 보리순의 영양 성분 등의 데이터를 제공하고 있지만 야마모토 씨에게 확인해보니 이 보리순 청즙이 개발된 것은 5년 전입니다. '갈아서 으깨다'라는 한방 약제의 발상에서 분말화된 것으로 평균 20미크론까지 분쇄되었습니다. 1미크론은 1밀리미터의 1,000분의 1이므로 놀랄 정도로 미세합니다. 한방의 전통적인 제조 기술과 오늘날의 하이테크가 조합되어 가능하게 된 초미세 분말이라고 해도 좋을 것입니다.

안정성에 대해서도 확실하게 대책이 있습니다. 원래 보리순은 생명력이 강하고 해충이나 세균이 침범하기 힘든 식물입니다. 그러나 확실히 다짐하기 위해 분쇄 전에 증기로 멸균해서 만전을 기하고 있습니다. 뜻밖의 일로 그때의 뜨거운 증기가 청즙의 맛을 내는데 유효한 모양입니다. 야마모토 씨에 의하면 '찹쌀떡도 찌기 때문에 맛있게 되며 시금치도 열을 가하면 맛있게 먹을 수 있다. 그것과 똑같습니다' 라는 이야기입니다. 소비자로부터 '축하편지'도 많이 옵니다. 그 일부를 보면 '맛있고 마시기 쉽다' '효과를 실감할 수 있다' 라고 하니 보리순 청즙의 저력이 느껴집니다.

    그러면 어떤 유효성분이 포함되어 있고 그것이 어떤 효과를 나타낼까요? 보리순을 사용한 청즙의 효과 및 효능에 대해 이제부터 알아보기로 하겠습니다.

보리순 분말의 아미노산 함유량

시험항목	분석시험결과	시험항목	분석시험결과
에너지	325kcal	엽산	650μg
단백질	29.7g	베타카로틴	12000μg
(아미노산)	(29.53g)	나이아신	5.4mg
지질	6.8g	칼슘	500mg
당질	12.6g	마그네슘	190mg
나트륨	112mg	칼륨	2200mg
식이섬유		인	410mg
수용성식이섬유	2.6g	아연	4.2mg
불용성식이섬유	44.6g	구리	1.11mg
비타민B1	0.8mg	철	48.9mg
비타민B2	2.03mg	엽록소	824mg%
비타민B6	0.96mg	SOD	46000단위
비타민B12	0.5μg	전폴리페놀	0.98g
비타민C	117mg	카페인(무수)	검출안됨
비타민E	7.7mg	감마아미노락산	110mg
비타민K	3320μg	베타굴칸	7200mg
판토텐산	4.33mg	옥타코사놀	13mg
루테인	34.9mg	글콘산	5500mg
카로틴	17500μg	카네킨총량	120mg
비오틴	14μg		

*보리순 잎의 분말 100g 성분분석(2004년 3월 현재)

발군의 영양 밸런스로
생활습관병 예방에 대활약

　현대의 청즙은 세계대전 전후의 식량난 시대에 태어났습니다. 부족한 영양을 녹색 잎으로 보충한다는 소위 '고육지책'이었습니다. 그 당시 영양학이 중시한 것은 '3대 영양소'입니다. 요컨대 탄수화물(당질), 단백질, 지방을 충분히 섭취하면 그것이 건강의 기본이라고 생각하고 있었습니다.

　그러나 식량사정이 호전되면서 그 사고방식도 변했습니다. 현재에는 음식물이 여유가 있고 칼로리의 과잉섭취 및 동물성 단백질이나 지방의 과잉섭취가 여러 가지 생활습관병의 원인이 되어 반대로 사람들을 괴롭히고 있습니다.

　'3대 영양소'는 오히려 적은 편이 건강하고 나쁜 음식이 건강에 좋다고 생각하게되었습니다.

　여기서 영양소의 역할을 간단하게 복습해 봅니다.

몸 만들기와 에너지 공급에 유용한 영양소

(1) **탄수화물(당질)** – 에너지원이 되는 영양이다. 활동에 필요한 에너지를 공급해 주지만 과잉으로 섭취하면 지방으로 몸에 축적되어 비만의 원인이 된다. 주로 쌀이나 빵, 면류, 감자류, 과일, 사탕 등에 들어있다.

(2) **단백질** – 몸을 만드는 영양이다. 아미노산으로 분해되어 흡수되며 세포 등을 만드는 단백질에 재조직되거나 일부는 에너지원으로 된다. 과잉으로 섭취하면 역시 지방으로 바뀐다.

(3) **지방** – 강력한 에너지원이 되는 영양이다. 탄수화물보다 몇 배나 강력한 에너지 덩어리로 콜레스테롤이나 중성지방도 그 일종이다. 과잉섭취는 비만이나 동맥경화로 이어지지만 세포막이나 호르몬(스테로이드 호르몬)을 만드는 중요한 영양이기도 하다. 특히 많이 포함하고 있는 것은 버터나 마가린, 기름, 육류 등이다.

건강 증진이나 질병 예방에 유용한 영양소

(1) **비타민** – 체내 효소를 돕고 탄수화물이나 단백질, 지방의 영양대사를 원활하게 한다. 최근에는 여러 가지 증상이나 질병을 방지하는 효과도 확인되었다. 대부분의 비타민은 체내에서 합성되지 않기 때문에 음식물에서 섭취할 필요가 있

다. 각종 식품에 들어있고 특히 녹황색 야채는 비타민의 보고라고 불린다.

(2) **미네랄** – 뼈나 이, 혈액, 근육, 신경 조직의 구성성분이 될 뿐만 아니라 비타민과 마찬가지로 효소를 돕고 소화나 영양대사, 신경전달, 혈액순환 등을 조정한다. 신체 리듬을 조절하거나 질병을 방지하는 메커니즘도 규명되었다. 여러 가지 식품에 미량 들어있다.

(3) **식물섬유** – 배변을 원활하게 하고 장을 깨끗하게 해준다. 생활습관병의 원인이 되는 콜레스테롤이나 중성지방, 염분 또는 유해물질을 흡착하여 체외로 운반한다. 그 위에 장의 건강이나 면역력 향상에 유용한 장내 양성균과의 관계 때문에 식물섬유의 새로운 효능이 클로즈업되고 있다. 녹황색 야채, 근채류, 해초류에 많이 들어있다.

현재 영양소는 이상과 같이 여섯 가지로 분류됩니다. 식량난 시대에는 '몸 만들기나 에너지 공급에 유용한 영양소'가 가장 필요했지만 풍부한 식생활을 영위할 수 있게 되자 그 풍부함이 반대로 우리들의 생명이나 건강을 위협하고 있는 현재에는 '건강 증진이나 질병 예방에 유용한 영양소'가 보다 중시되고 있습니다.

그들 영양소를 놀랄 정도로 풍부하게 포함하고 있는 것이 보리순 청즙입니다. 그 효과를 많은 사람들이 실감하고 '계속해서 마시고 싶다'라고 느끼게 되는 것도 우연은 아닙니다.

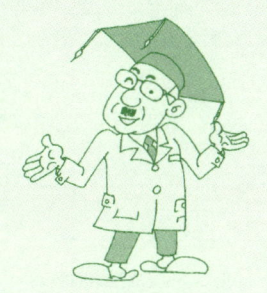

[제 4 장]

살이 빠진다, 젊음을 되찾다, 아름다운 피부로 된다
-보리순 청즙 건강법

먹는 화장품 = 식물섬유로 변비 해소

서구의 여성에 비해 우리 여성은 피부가 아름답다고 했습니다만 요즈음엔 그렇지도 않은 것 같습니다. 식생활의 서구화로 동물성 단백질이나 지방의 섭취가 늘고 "먹는 화장품"이라는 식물섬유는 줄은 것이 원인의 하나입니다.

우리가 하루에 섭취하는 식물섬유는 남성이 25g, 여성이 20g 정도가 이상적입니다. 다음 페이지의 표는 여대생 168명을 대상으로 하루에 얼마나 식물섬유를 섭취하는가를 조사한 것입니다. 이상적인 섭취량 20g을 채운 사람은 불과 몇 명이고 놀랍게도 절반 이하인 사람이 압도적으로 많습니다.

식물섬유가 부족하다는 것은 함께 섭취하는 카로틴이나 비타민C도 부족하다는 의미입니다. 미용 비타민이 부족하면 피부에 탄력을 주는 콜라겐의 노화가 촉진되어 탄력이 없어지고 주름이 생깁

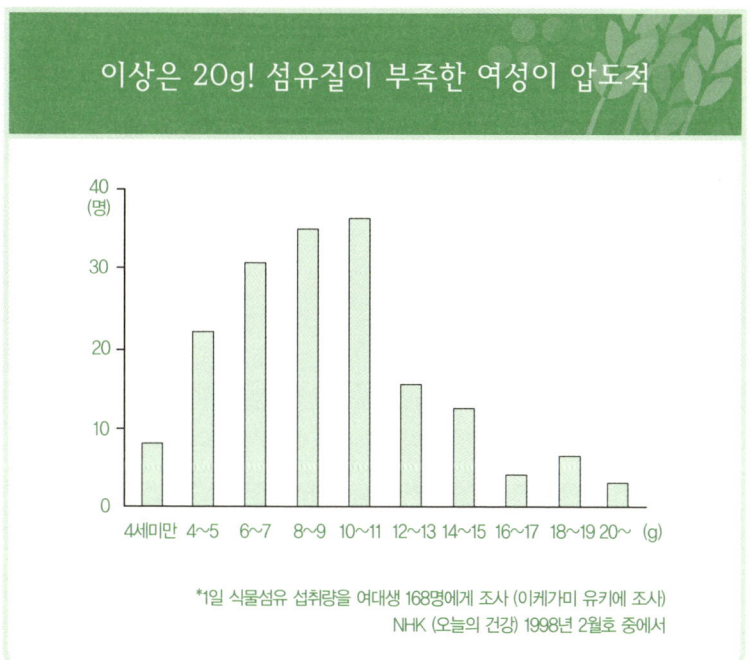

니다. 게다가 촉촉한 감촉이 없어지고, 멜라닌색소의 증가로 주근깨도 생기기 쉽게 되는 등 아름다움을 원하는 여성에게는 나쁜 일 투성이입니다.

식물섬유의 부족으로 생기는 변비가 피부에 나쁜 것은 말할 필요도 없습니다. 아시는 바와 같이 변비가 되면 피부가 거칠어지거나 뾰루지가 나기 쉽습니다.

쉽사리 배설되지 않고 장내에 오래 머무르는 변에는 악성균이 작용하여 여러 유해물질을 발생시킵니다. 이런 유해물질이 혈액에 섞여서 몸 전체에 퍼지면 피부가 거칠어지거나 여드름, 뾰루지 등의 원인이 됩니다.
　동물성 단백질이나 지방만을 편식하거나 식사량을 줄이는 다이어트 등으로 식물섬유가 부족한 젊은 여성에게는 2~3일의 변비가 드물지 않게 생기고 1주일이나 변을 보지 않는 사람도 꽤 있습니다.

건강 대책과 미용 대책은
변 검사로 시작한다

변이 나와도 양이 적거나 단단해서 쉽게 나오지 않는 것도 변비에 들어갑니다.

건강의 증거로는 매일 정기적으로 배변하는 것과, 황갈색으로 껍질을 벗긴 바나나 정도의 굵기로 1~2덩어리 매끈하게 배변하는 것이 이상적입니다.

건강과 미용을 생각한다면 '더럽다'고 얼굴을 돌리지 말고 확실하게 변을 검사하십시오. 변에는 몸에 관한 정보가 가득 들어있습니다.

양이 적거나, 단단하거나, 색이 검으면 식물섬유가 부족하다는 증거입니다. 섬유가 많이 섞여있는 변은 부피가 있고 수분을 포함하기 때문에 부드럽고 황갈색으로 됩니다. 새까만 변이 나올 때에는 틀림없이 동물성 식품의 과잉 섭취이기 때문에 식생활을 고쳐

배변시 체크 포인트는

황갈색	→ 식물섬유 섭취는 충분
검정색	→ 동물성 식품 과다
콜타르같은 검정	→ 위·십이지장궤양 위암일 가능성
피가 섞여 나온다(변의 표면)	→ 치질, 탈항
점액도 섞여 나온다	→ 대장암일 가능성 (설사나 변비를 반복한다)

야 합니다.

섬유가 많은 식사를 해도 변이 검을 때에는 위에 생긴 궤양이나 암에서 기인하는 출혈을 의심해 볼 필요가 있습니다.

'변비는 싫어도 미식을 그만둘 수 없다'

그래서 보조 약품을 이용하여 식물섬유를 보충하는 여성이 늘고 있습니다.

그러나 그렇게 하면 위험도 따른 다는 점을 알아 둘 필요가 있습니다.

천연소재가 아니고 정제나 분말 등으로 순수에 가까운 식물섬유만을 다량 섭취하면 반대로 대장암에 걸릴 가능성이 있다고 지적하고 있습니다.

보리순을 권장하는 것도 그것이 천연소재이기 때문입니다.

순수한 섬유식품과는 달리 피부 건강에 좋은 비타민과 미네랄을 동시에 섭취할 수 있기 때문에 변비 해소와 미용 효과의 양쪽에 유용합니다.

'보리순 청즙'으로
안전하고 확실하며 편안한 다이어트

젊은 여성 중에 보리순 청즙 팬이 늘고 있습니다. 보리순 청즙 애용자라고 하면 예전에는 성인병을 걱정하기 시작하는 중년 세대로 정해져 있었으나 미용 효과나 다이어트 효과가 알려짐에 따라 '보리순 청즙을 손에서 놓을 수 없다'고 하는 젊은이가 늘고 있습니다.

앞에서 여대생을 대상으로 한 식물섬유의 섭취량 조사를 소개하였습니다. 젊은 여성에게 섬유가 부족한 원인의 하나는 맛있는 음식만을 찾는 것입니다. 또 하나는 살찌는 것을 걱정해서 식사량을 줄이는 다이어트가 큰 원인입니다.

'마르고 싶다. 날씬해지고 싶다. 살찌고 싶지 않다'
나이와 관계없이 여성이라면 누구나 갖는 소망이며 다이어트 경험이 한 번도 없다고 하는 여성은 아마도 없을 것으로 생각합니

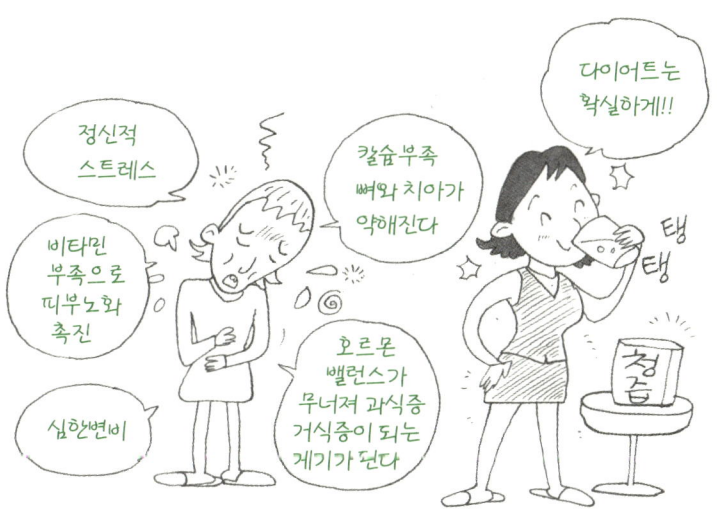

다. 식사를 거르거나 주식이나 반찬을 줄이며 그 중에는 단식에 가까운 무리한 다이어트에 힘쓰는 사람도 있습니다.

다이어트라는 말의 느낌은 건강하지만 실제로는 건강에도 미용에도 커다란 타격을 주는 일이 적지 않습니다. 특히 식사량을 극단적으로 줄이거나 특정한 식품만 먹는 "과격한 다이어트"에는 다음과 같은 위험이 따릅니다.

- 심한 변비가 되기 쉽다.
- 정신적 스트레스가 쌓인다.
- 비타민 부족으로 피부 노화가 촉진된다.
- 칼슘 부족으로 뼈나 치아가 약해진다.

- 신체를 조절하는 호르몬의 밸런스가 무너진다.
- 뇌가 위축된다.
- 과식증이나 거식증의 계기가 된다.

이런 위험을 피하기 위해서는 필요한 영양을 충분히 섭취해야 합니다. "먹지 않는 다이어트"보다 확실히 "먹는 다이어트"가 성공할 확률이 높습니다. 과식을 억제하고 간식이나 음주를 자제하며 식물섬유를 늘리고 적당한 운동을 하는 것만으로도 대부분의 비만은 해소할 수 있습니다.

여성지나 탤런트가 쓴 다이어트 책에는 일주일에 몇 킬로 줄였다든가 일개월에 이렇게 빠졌다는 이야기가 나옵니다. 그러나 급하게 체중을 줄이려고 하는 것은 '백해무익' 입니다. 장기적인 계획을 세워 천천히 감량하는 것이 안전하고 확실한 다이어트 방법입니다.

안전한 다이어트에 유용한 것이 보리순입니다.

우선 풍부한 식물섬유가 다이어트의 고통을 해소해 줍니다. 보리순 청즙으로 날씬하게 된 사람들이 이구동성으로 하는 말은 '편안하게 살이 빠졌다' 라는 것입니다. 그 비밀은 뱃속에서 십여배나 부풀어오르는 식물섬유입니다. 이것이 다이어트에 따라 다니는 공복감을 억제하여 '좀더 먹고 싶다' 라는 식욕을 줄여 줍니다.

일반적으로 다이어트에 실패하는 것은 공복에 의한 스트레스입니다. 이 스트레스가 축적되면 끝없이 먹는 과식증이나 반대로 거식증과 같은 신경증으로 되는 경우조차 있습니다.

안전한 다이어트에는 공복감을 완화해 주는 식물섬유가 꼭 필요합니다. 그것도 순수한 섬유가 아니고 보리순 청즙과 같이 다이어트로 부족한 비타민이나 미네랄을 확실하게 보급해 주는 것이 이상적입니다.

다이어트 목적으로 보리순 청즙을 섭취할 때에는 식사 전에 드십시오. 뇌에 있는 만복 중추에 작용할 때까지의 시간을 고려하면 가장 효과적인 것은 30분 전이며 변비 해소에는 취침 전과 막 일어났을 때 섭취하도록 합니다.

카로틴과 비타민C의
미용 효과가 대단하다

　보리순에 다량 들어있는 카로틴과 비타민C는 미용 비타민의 대표입니다. 애용자 중에서 '피부가 매끈매끈해졌다' '주름이 눈에 띄지 않게 되었다' '기미가 없어졌다' 또는 '화장이 좋아졌다' '피부가 젊어졌다' 라는 소리가 적지 않은 것은 이들 미용 비타민이 활약해 주기 때문입니다.
　'내가 몇 살 정도로 보입니까?'
　이렇게 물으면 대부분의 사람은 피부의 상태를 보고 나이를 추정합니다. 주름이 눈에 띄거나 피부에 탄력이 없으면 아무래도 연상으로 보입니다.
　피부의 탄력을 유지하는 것은 표피 밑에 있는 콜라겐이나 엘라스틴이라는 단백질의 탄성 섬유 조직입니다. 이 탄성 섬유가 나이가 들면 단단하게 변질되어 피부의 탄력이 저하되고 주름이 생깁니다.

'30세는 피부의 전환점'이라고 하지만 실제로는 20세를 넘으면 피부 노화가 조금씩 시작되며 노화를 촉진시키는 것은 자외선과 과산화지질입니다.

자외선에 피부가 노출되면 파괴 작용이 강한 활성산소가 발생합니다. 그 활성산소에 의해 피부의 노화가 어떻게 촉진되는지는 신체 중에서 항상 외부에 노출되는 얼굴이나 손의 피부에 가장 먼저 주름이 생기는 것으로 알 수 있습니다.

나이가 들어 신진대사가 쇠약해지면 세포나 피지의 대사가 둔해집니다. 오래 된 세포나 피지는 산화되어 무서운 과산화지질로 되기 쉽습니다. 전에 설명한 바와 같이 과산화지질은 전염성의 맹독입니다. 피부세포에 타격을 주거나 콜라겐이나 엘라스틴을 점차 변질시켜서 탄력을 잃게 만듭니다.

피부 노화를 촉진하는 2대 요인 즉 활성산소와 과산화지질은 어느 것이든 "산화"가 키워드입니다. 카로틴이나 비타민C가 싱싱한 피부를 보호한다는 것도 그들이 강력한 항산화 비타민이기 때문입니다. 또 비타민C는 콜라겐의 합성에도 필요하며 이것이 부족하면 콜라겐을 만들 수 없어서 피부의 탄력이 없어집니다.

또 하나 피부가 건조해서 수분 밸런스가 무너지면 잔주름이 생기기 쉽습니다. 카로틴이나 비타민C, B1에는 피부 건조를 막는 작용이 있어서 수분 밸런스 유지에도 유용합니다.

눈언저리나 입가의 잔주름에 신경이 쓰이는 사람에게는 내부에서 습기를 주는 보리순을 추천합니다.

물론 비타민C는 주름이나 주근깨의 원인이 되는 멜라닌색소의 침착을 억제하고 뾰루지 예방에도 유용합니다. 놀랍게도 레몬주스의 2.2배에 상당하는 비타민C가 들어있습니다. 그 농후한 비타민C에 더해 카로틴이나 비타민B1, 식이섬유 등 미용물질이 모두 모였다고 말할 수 있는 것이 보리순 청즙입니다. 우리들의 내면에서 아름다움을 만들어 내는 바로 '먹는 화장품' 입니다.

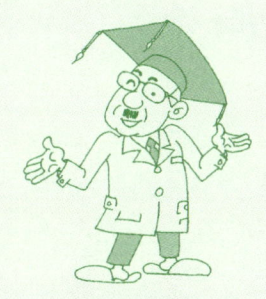

[제 5 장]

계속 증가하는 생활습관병에는 보리순으로 대항한다

당뇨병 환자가
급격히 늘고 있다

　우선 다음 페이지에 있는 도표를 보십시오.
　이것은 대표적인 생활습관병인 당뇨병 때문에 병원에 간 사람 (수료율)의 추이를 조사한 것입니다. 불과 20년 동안에 당뇨병으로 입원한 사람은 2배로 늘었고 2배를 넘는 사람이 치료하기 위해 병원에 다니고 있습니다.
　정말 이상한 증가 추세로 환자 총수도 증가 일로를 걷고 있고 10년 전에 200만명~300만명이었던 환자가 현재에는 500만명이며 예비군을 합치면 1,000만명에 달한다고 추측하고 있습니다. 10명에 1명, 40세 이상으로 한정하면 5명에 1명은 당뇨병이 의심스럽다는 계산입니다.
　5명에 1명! - 이 숫자가 의미하는 것은 명백합니다. 요컨대 우리들의 누군가가 언제 당뇨병에 걸려도 이상하지 않다는 것입니다.

아시는 바와 같이 당뇨병에는 자각증상이 거의 없습니다. 모르는 사이에 병에 걸리고 자각증상이 나타날 때에는 병이 상당히 진행되었습니다. 이것이 당뇨병을 위시한 생활습관병의 특징입니다.

증상이 확실히 나타날 정도로 병세가 악화되면 증세를 멈추게 하는 일이 어렵습니다. 잇따라 여러 합병증이 나타나고 점차 몸이 쇠약해집니다. '생활습관병은 무섭다'고 하는 것이 그 때문입니다. 예를 들면 당뇨병에는 무서운 4대 합병증이 있습니다.

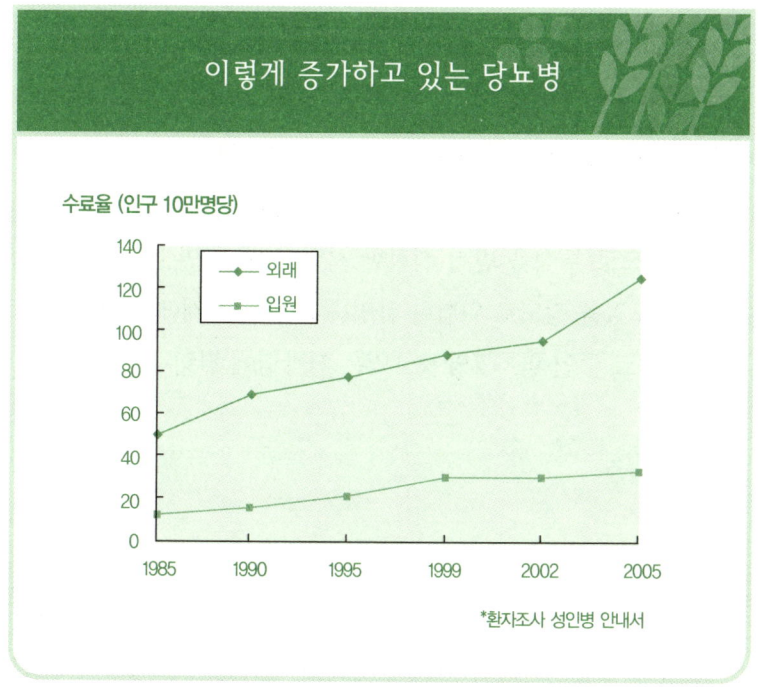

● 신경장애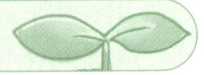

20년 이상 병력을 갖는 환자에게는 100% 가까운 확률로 일어나는 합병증입니다. 손발의 저림으로 시작하여 신경통·자율신경의 이상·근육 마비 등 다양하며 남성에게 특히 걱정이 되는 임포텐츠도 그 중 하나입니다. 이것은 구미의 통계이지만 당뇨병 남성의 약 40%에서 임포텐츠가 나타난다고 합니다.

● 신장병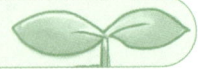

신장은 혈액을 정화하고 소변을 만드는 중요한 역할을 하고 있지만 당뇨병이 진행되면 그 역할을 수행할 수 없게 됩니다. 심한 경우에는 인공투석이라고 하는 혈액을 인공적으로 깨끗이 하는 치료를 받기 위해 주에 2~3회나 병원에 가야 합니다.

당뇨병으로 투석을 받기 시작한 사람의 생존 연수는 5년 – 그런 속설도 있을 정도로 위험한 합병증입니다. 통계에 의하면 당뇨병으로 치료 중인 환자 7명 중 1명은 신장병에 걸립니다.

● 망막증

(1) 비증식성 망막증 – 카메라필름에 해당되는 망막은 눈의 가장 안쪽, 물체의 상이 맺히는 곳으로서, 망막의 혈관 벽이 약해져 늘어나거나 혈관에 체액이 새거나 또는 부어올라 침

전물이 만들어진다. 더러는 초점에 황반이 맺혀 시력이 떨어지는 경우도 있다.

(2) 증식성 망막증 – 신생혈관이 망막에서 파열되고 초자체(수정체를 통과한 빛이 망막에 도달하기 전에 거치는 젤리 상태의 물질)로 출혈되어 빛이 들어오지 못하고 흉터를 만들어 망막이 일그러짐으로 인해 망막이 떨어져 나가 시력을 완전히 상실하게 된다.

● 발의 괴저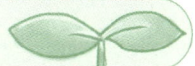

당뇨병과 싸우다. 발가락을 절단한 애처로운 모습을 여러분들도 간혹 보았을 것입니다. 당뇨병은 발의 말단혈관을 변질시켜 혈행장애를 일으킵니다. 충분한 혈액이 순환되지 못하기 때문에 궤양이나 변형 또는 괴저가 일어나 중증으로 가면 어쩔 수 없이 발을 절단하게 됩니다.

상상만 해도 오싹하는 합병증입니다. 그 밖에도 피부병이나 동맥경화, 면역력 저하 등 '당뇨병은 질병의 백화점'이라고 불릴 정도로 전신에 다양한 악영향이 나타납니다. 심장병이나 뇌졸중으로 사망할 확률도 당뇨병이 아닌 사람의 2배로 위험도는 단숨에 뛰어오릅니다.

이처럼 무서운 결과를 초래하는 당뇨병도 근원을 더듬으면 매일 섭취하는 음식이 원인입니다. 매일 하는 식사가 조금씩 몸을 좀먹고 머지않아 인생을 엉망으로 만드는 비극적 사태로 몰아넣습니다. 그래서 당뇨병을 위시한 생활습관병이 무서운 것입니다.

생활습관병과 관계가 없으면
장수할 수 있다

'생활습관병'이란 문자 그대로 일상의 생활습관이 원인이 되어 일어나는 병을 말합니다. 지금까지 사용했던 '성인병'을 대신하는 말로 아직은 일반에게 낯설어서 성인병이 이해가 빠르다는 사람도 많습니다.

'성인병'에는 '중장년의 병'이라는 이미지가 있습니다. 그러나 최근에는 젊은이 더구나 어린이에게도 고혈압이나 당뇨병, 동맥경화가 무서운 기세로 증가하고 있습니다.

초·중학교에서 하는 당뇨병 검사에서, 섭취 칼로리의 과잉으로 일어나는 성인병인 당뇨병이 발견되는 비율은 놀랍게도 10년 전에 비해 약 2배입니다. 또 입학 전인 5세 아동들의 건강진단을 한 결과 비만이나 고혈압의 징후가 있는 '성인병 예비군'이 약 25%에 달한다고 하는 쇼킹한 보고도 있습니다.

한편 70세나 80세가 되도 '성인병'과는 관계가 없이 원기 있게 생활하는 노인도 많습니다. 옛날의 식습관이 남아있는 지방에 장수하는 노인이 압도적으로 많습니다.

아무래도 나이를 먹으면 필연적으로 일어나는 피할 수 없는 병은 아닌 것 같습니다. 식생활 등의 잘못으로 오는 병이며 얼마든지 예방할 수 있다 - 이런 사실을 확실히 알 수 있도록 '생활습관병'을 사용하게 되었습니다.

주요 생활습관병

암	만성 기관지염	변형성 관절증
비만	폐기종	골다공증
당뇨병	**위 십이지장 궤양**	백내장
고혈압	과민성 장증후군	노인성 난청
통풍	지방간	노인성 치매
고지혈증	간경변	치주병 등
동맥경화	알콜성 지방간	
심장질환(부정맥, 협심증, 심근경색)		
뇌혈관질환(뇌경색, 뇌혈전, 뇌일혈)		

*굵은 글자는 한국인 사망원인 상위권

앞의 표에 주된 생활습관병을 들어보았습니다. 우리의 사망 원인 중 상위를 점하고 있는 '암' '당뇨병' '뇌혈관질환' 도 물론 생활습관병입니다. 이 세 가지 병에 의한 사망률을 합하면 사망 총수의 약 60%, 적어도 한국인 10명 중 6명은 잘못된 생활습관이 원인으로 되어 사망하게 됩니다.

현재 우리의 평균수명은 남성 73.4세, 여성 81.2세로 미국인이나 유럽인들과 비교해도 더 장수하고 있습니다.

생활습관병이 크게 개선되어 '암' '심장질환' '뇌혈관질환' 의 3대 생활습관병으로 사망하는 사람이 없게 된다고 가정합니다.

평균수명은 얼마나 늘어날 것으로 생각하십니까? - 남성은 8.82년, 여성도 7.95년 늘어나서 남성은 82세, 여성은 90세까지 생존할 수 있게 됩니다.

수명이 늘어나는 것만이 아니고, 생활습관병은 당뇨병의 예에서 본 바와 같이 서서히 몸을 좀먹고 생활의 질(QOL)을 떨어뜨립니다. 몸의 중요한 기능을 상실하거나 자리보전하는 등 삶의 즐거움을 박탈하고 괴로운 투병생활을 강요하는 것입니다.

만일 생활습관병을 배제할 수 있다면 긴 노후가 훨씬 쾌적하게 되어 즐거운 노년을 보낼 수 있습니다.

생활습관이라는 것은 '식사' '운동' '흡연' '휴식' '음주' 의 다섯 가지이며, 어느 것이나 건강에 중요한 요소이지만, 가장 중요하며 더구나 어려운 것이 식생활의 개선입니다.

일본인의 평균수명은
41세까지 내려간다

〈세키구치 히로유키박사가 분석한 일본인평균수명〉

　평균수명 세계 제1위라는 일본의 장수에, 전통적인 식생활의 변화라는 면에서 경종을 울린 것은 '식생태학 연구소'의 니시마루 소장입니다.
　니시무라 씨에 의하면 일본인의 수명이 이렇게 늘어난 것은 일본인 전체가 건강해진 것이 아니고 노인이 죽지 않기 때문입니다.
　세계대전 중의 거친 음식으로 자란 세대가 장수하여 평균수명을 대폭 늘렸습니다. 이 세대가 없어지고 전후의 서구화된 식생활과 과식으로 자란 세대가 일본 인구의 대부분을 점하게 되면 일본인은 단숨에 단명화한다. 41세까지 평균수명이 내려가도 이상할 것은 없다고 니시무라 씨는 전율할 만한 미래를 예언하고 있습니다.
　야마나시현에 있는 유즈리 마을은 일찍이 일본 제1의 장수촌으로 유명하였습니다. 80~90세의 노인들이 건강하게 밭농사를 짓고 있었습니다.

그 이유를 설명하려는 인터뷰에 나온 어떤 의사가 '최근 자식들의 장례식에 가는 일이 많아졌다'라는 노인들의 한탄을 듣고 깜짝 놀랐습니다. 그리고 10년 지나서 그 의사의 불안은 적중합니다.

장수하는 노인들이 사망하면 유즈리 마을의 평균수명은 훨씬 떨어져서 완전히 장수촌이 아닌 마을로 됩니다.

니시무라 씨의 '단명화설'이 옳다면 똑같은 현상이 전국 규모로 일어날 것입니다. 초·중학생의 당뇨병이 10년 사이에 배로 늘고, 5세 아동 4명 중 1명이 '성인병 예비군'이라는 보고는 이미 단명화 현상이 시작된 것인지도 모릅니다.

요즘 우리는 건강에 관한 한 약간 자신이 있습니다. 커다란 햄버거를 덥석 물고 거대한 스테이크를 모조리 먹어치우는 백두장사급의 남녀가 슬슬 걷고 있는 미국의 식습관보다 훨씬 건강하다고 믿고 있습니다.

육류를 다량 소비하는 미국에서는 비만이나 고콜레스테롤에서 유래하는 심장병이 심각한 문제로 되었습니다.

사망 원인의 제1위는 물론 심장병이며 최근에는 부시 대통령이 '보다 건강한 미국은 보다 강한 미국이다. 야채를 늘리는 등 식생활을 개선하자'고 국민에게 호소하고 있습니다.

그런 미국인보다 우리 젊은이의 콜레스테롤치가 높다고 하는, 우리의 자신을 때려부수는 듯한 쇼킹한 데이터입니다.

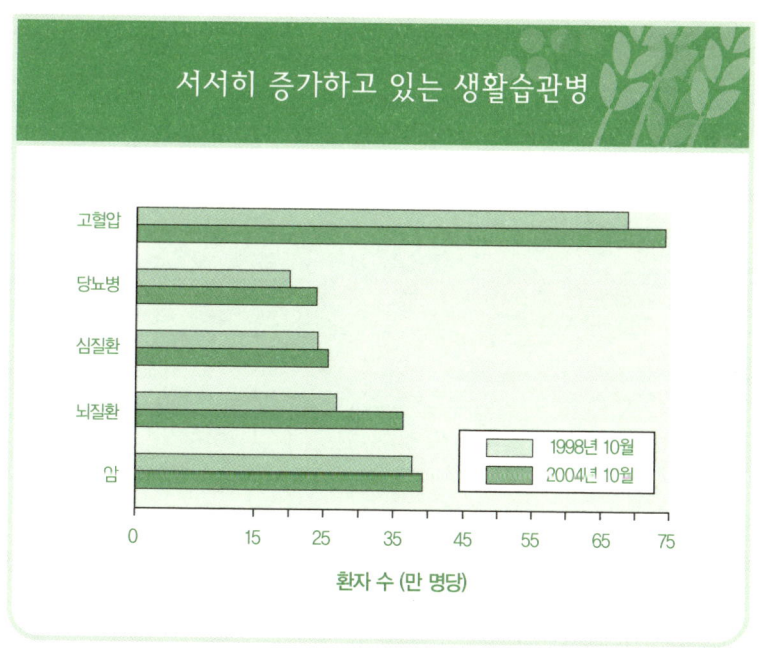

상단의 그래프를 보십시오. 1998년과 2004년의 주요 생활습관병 환자수를 비교한 것입니다. 어떤 병이든지 서서히 환자수가 늘고 있습니다. 그와 함께 국민 의료비도 증가 일로를 걷고 있고 2002년에는 30조7000만엔에 달했습니다. 전년에 비해 5.5% 상승했습니다.

해마다 계속 늘어나는 세계 1위의 평균수명이지만 유감스럽게도 그것이 일본인이 건강하다는 증명은 아닙니다.

실제로는 그 뒤에서 생활습관병이 은밀하게 늘어나면서 우리의 건강을 위협하고 있습니다.

수술용 가위를 너덜너덜하게
만들 정도로 딱딱해진 혈관

'1959년 이후에 태어난 일본인의 평균수명은 41세가 된다'

니시무라 씨는 '41세 수명설' (정보센터) 중에서 이렇게 보고하고 있습니다. 확실히 일본인의 식생활은 1960년대를 경계로 크게 변하였습니다.

예를 들면 곡물의 섭취량이 많은 것은 전통적인 일본식의 특징이며 일본인이 장수하는 이유 중 하나로 생각하였습니다. 그러나 우리가 섭취하는 영양 전체에서 점하는 곡물의 비율은 그때를 경계로 급격히 감소하였습니다. 그 대신 동물성 단백이나 지방이 증가 일로를 걷고 있습니다. 이것이 소위 '식습관의 서구화' 입니다.

유즈리 마을의 노인들을 인터뷰하고 장수촌의 붕괴를 예감한 신아카사카 클리닉의 마쓰키 원장이 식습관의 서구화로 일본인의 신체가 어떻게 변화했는지를 극단적으로 나타내는 흥미 있는 에

피소드를 소개합니다.

'30년 전에 미국으로 유학을 가서 놀랐던 것은 17~18세의 간호사가 우리가 꿈에 보았던 두꺼운 비프스테이크를 먹고 차를 몰고 돌아다니는 광경이었다. 더욱 놀란 것은 노인을 해부하였을 때 70세 노인의 혈관은 동맥경화로 철사처럼 단단하여 일본에서 갖고 온 가위는 하루 만에 너덜너덜해졌다. 당시 일본인의 혈관은 고작 단단한 고무호스 정도였다. 일전에 친척이 사망하여 해부에 입회하였을 때 게이오 병원의 젊은 의사가 "선생님 이 혈관을 보십시오. 철사와 비슷하지요. 매일 가위를 갈지 않으면 안됩니다"라고 한탄하였다. 어디선가 들은 일이 있다고 생각해 보니 30년 전의 내 경험이 이제 일본에서도 일어나고 있는 것이다. 그 정도로 일본의 식사는 서구화되고 있다' ("10년 장수하는 책" 후지 텔레비 출판)

동물성 식품의 과잉 섭취가 동맥경화를 초래한다는 사실은 누구나 알고 있습니다. 그러나 수술용 가위를 너덜너덜하게 만들 정도로 단단해진 혈관을 상상할 수 있는 사람은 별로 없을 것입니다. 그렇게 철사와 같은 혈관 속을 혈액이 원활하게 흐를 리가 없습니다.

과식의 시대라고 하여 칼로리 섭취량이 문제로 됩니다. 그러나 일본인이 섭취하는 양은 50년 사이에 거의 변화가 없습니다. 오히려 20년 전부터 서서히 감소하는 경향이며 믿을 수 없을지도 모르지만 현재는 1950년의 1인 1일당 2,098kcal를 밑돌고, 예를 들어 1994년에는 2,034kcal로 뜻밖에도 64kcal나 적습니다.

총 에너지를 차지하는 곡물과 지질의 변화

영양비율	곡물 에너지 / 총 에너지	지지 에너지 / 총 에너지
1950년	–	7.7
1955년	75.0	8.7
1960년	70.6	10.6
1965년	64.7	14.8
1970년	55.6	18.9
1975년	49.2	22.3
1980년	48.3	23.6
1985년	47.2	24.5
1989년	45.1	25.7
1993년	45.1	25.7

그럼에도 불구하고 당뇨병이나 심장병, 암 등의 생활습관병은 전혀 줄지 않고 서서히 증가하고 있습니다. 문제는 그 내용 즉 영양의 밸런스입니다.

음식의 서구화로 일본인의 영양 밸런스가 구체적으로 어떻게 변했는지 살펴 보겠습니다.

50년 전과 비교하면 이렇게 놀랄 변화가 일어났습니다.

> 소나 돼지, 닭 등의 육류는 9배, 유제품은 20배, 유지류는 7배
> 그러나 녹황색 야채의 섭취량은 거의 변하지 않았다.

우리는 '고칼로리·고단백의 서구식은 우수하다' 라는 영양 신화를 믿고 미국의 식생활에 가까워지려고 열심히 노력하였습니다. 그 결과 우리가 얻은 것은 동맥경화로 철사와 같이 단단한 혈관, 1,000만명의 당뇨병 예비군, 미국의 젊은이보다 높은 콜레스테롤치입니다.

문제는 동물성 단백질과 지방을 이렇게 먹으면서 녹황색 야채는 조금도 늘지 않은 것입니다.

녹황색 야채에 풍부한 비타민과 미네랄은 신체의 조절 기능만이 아니고 암이나 고혈압, 동맥경화 등의 생활습관병 예방에도 우수한 효과를 발휘합니다. 녹황색 야채의 상대적 감소는 생활습관병의 위험을 더욱 증가시킵니다.

> 우리 식생활의 조화를 이루는 주식인 쌀이 절반으로 주는 반면
> 빵이나 면류의 소재인 밀은 1.26배로 늘었다

한때 '서구인은 빵을 먹기 때문에 머리가 좋다' '쌀은 살이 쪄서 미용에 좋지 않다' 라는 말이 유행하였습니다. 오늘날의 영양

학에서 보면 확실히 잘못된 것이지만 학교 급식을 빵으로 하는 등 열심히 빵을 보급하였습니다.

장수를 유지해 온 비밀은 생선도 야채도 아니고 실은 주식인 쌀에 있습니다. 빵이나 면류에 비교하면 쌀은 여러 음식에 어울려서 그 맛을 낸다고 하는, 영양가에는 나타나지 않는 가치를 갖고 있습니다. 육류나 생선은 물론 야채·곡류·두류·해초·버섯 등 어떤 음식과도 어울리기 때문에 자연히 식품 품목이 많아지고 영양 밸런스가 유지됩니다.

그런 쌀의 섭취량이 50년 사이에 거의 반으로 줄었습니다. 우리들 식탁에 차린 식품의 품목이 줄어들고 그만큼 영양 밸런스도 나쁘게 되었다고 생각합니다.

> 식물섬유를 풍부하게 포함하는 감자류는 3분의 1로 감소하였고 생활습관병 예방의 결정적 수단인 식물섬유가 우리의 식탁에서 점점 사라지고 있다.

식물섬유는 "먹어도 소화되지 않고 배설되기만 하는 쓸모없는 부분"이라고 생각해 왔습니다. 그러나 '제6의 영양' 이라고 불리게 되고, 우리의 건강에 미치는 중요한 역할이 클로즈업된 것은 근래 10년 정도의 일입니다. 지금은 비만이나 고혈압, 당뇨병, 동맥경화 등을 방지하고 또 장내에 있는 양성균을 도움으로써 우리에게 급격히 증가하고 있는 대장암을 예방한다는 사실이 규명되

없었습니다.

그런 영양학 지식이 없어도 우리는 옛날부터 야채나 감자류, 해초류를 많이 섭취함으로써 자연히 식물섬유를 섭취해 왔습니다. 변비가 되면 어머니가 고구마를 쪄서 주던 추억을 간직한 사람이 적지 않을 것입니다.

생활습관병 예방의 결정적 수단으로 각광을 받는 식물섬유가 지금 우리들의 식탁에서 급속히 사라지고 있습니다. 옛날에는 장국이나 감자조림, 나물 등의 "어머니의 맛"이 충분히 식물섬유를 공급해 주었습니다.

그러나 식습관의 서구화와 함께 우리들의 선배가 오랜 역사 속에서 만들어 내고 키워 온 식생활의 지혜가 급속히 사라지고 있습니다.

고유의 '건강식'이 부서져 왔다

요즘 우리의 수명이 늘어나는 것은 지금 80~90대가 된 사람들의 건강입니다. 건강의 지혜가 가득 담긴 "어머니의 맛"으로 자라고 그것을 소중히 지키면서 자라 온 세대입니다. 그 분들이 섭취하는 것은 저칼로리 저지방, 고비타민 고미네랄 그 위에 고식물섬유 - 염분이 약간 많다는 점을 제외하면 이상적인 건강식이라고 말할 수 있습니다.

그 전통적인 가정요리가 지금 서서히 파괴되고 있습니다. 식습관의 서구화만이 원인은 아니고 그 이상으로 생활방식의 변화가 일본인의 식탁을 변화시켰습니다.

맞벌이 가정이 늘어남과 함께 어머니가 요리에 들이는 시간이 줄어들었습니다. 노력과 시간이 드는 "어머니의 맛"을 멀리하여 슈퍼마켓이나 편의점의 반찬이 식탁에 오르는 일도 많고, 외식이나 패스트푸드로 간단히 끝내는 경우도 많습니다.

가족의 식사시간도 제각기 달라서 혼자 식사하는 일도 드물지 않습니다. 국민영양조사에 의하면 특히 젊은 남성은 혼자 식사하는 일이 많고 '하루 최저 한 끼는 두 사람 이상으로 30분 이상 즐겁게 식사한다'고 대답한 사람은 겨우 5할이며 세 끼 모두 혼자라는 사람도 적지 않습니다. 혼자 하는 식사는 레토르나 인스턴트, 패스트푸드 등으로 하기 쉽기 때문에 영양 밸런스도 잡기 힘듭니다.

생활습관병의 증가는 음식의 변화와 관계가 있습니다. 예를 들면 이전에 일본인 사망 원인의 톱이었던 뇌졸중에 의한 사망은 식염의 사용량이 주는 것과 궤를 같이 하여 계속 감소하였으나 최근에는 다시 증가하는 경향이 있습니다. 외식이나 인스턴트 식품 등으로 염분 섭취량이 다시 증가하였기 때문이라고 생각합니다.

지금 장수국인 일본의 요리가 세계적인 붐을 일으키고 있습니다. 캘리포니아나 뉴욕의 일본 레스토랑이 건강식을 찾는 사람으로 북적대고, 생선회나 두부로 아름다움을 유지한다는 슈퍼모델의 이야기도 들립니다.

저자로서는 기쁘기 한이 없지만 우리들이 매일 하는 식사는 평균수명 제1위를 만든 전통적인 식사와는 완전히 다릅니다. 실제로 섭취하는 것은 건강의 지혜가 담긴 건강식이 아닙니다.

이런 식사 사정을 비판하고 '어머니의 맛'의 붕괴를 한탄하는 것은 간단하지만 그러나 식탁이라는 것은 사회를 비추는 거울입니다. 시대의 변화와 함께 자연히 음식 본연의 모습도 변합니다.

50년 전 가정 요리가 아무리 이상적이라도 이제 되돌아갈 수는 없습니다.

동물성 식품의 맛에 길들여진 우리가 건강을 위해서 라고는 하지만 육류 요리를 완전히 멀리할 수는 없습니다. 옛날과 같은 식물섬유가 많은 음식도 무리이며, 혼자 하는 식사가 없어지지도 않고, 인스턴트식품이나 편의점 도시락이 사라지는 일도 없을 것입니다.

그러면 건강을 증진하여 질병을 예방하기 위해서는 어떻게 하는 것이 좋을까?

우리 스스로 자신에 맞는 건강식을 연구해야 될 것입니다.

그렇게 하기 위해 이용할 수 있는 하나의 지혜가 건강식품입니다.

이상적인 건강식품
'보리순 청즙'

벼과의 쌀이나 보리는 옛날부터 귀중한 식품이며 지금도 세계 각지에서 주식으로 삼고 있습니다. 많은 식물 중에서 특히 벼과가 선택된 것은 그 열매에 담긴 전분(탄수화물)이 풍부한 에너지를 주기 때문입니다. 또 비타민이나 미네랄을 폭넓게 포함하여 그 영양 밸런스의 우수함은 영양학 등을 몰랐던 옛사람에게도 체험으로 이해하였을 것입니다.

또 하나는 강인한 생명력입니다. 나이가 드신 분들이라면 보리순을 정성껏 밟는 "보리밟기"라는 작업을 아실 것입니다. 밟힌 보리순은 반대로 강하게 자랍니다. 짓밟아 뭉개도 억세게 자라는 생명력이야말로 농업기술이 낮았던 시대에도 벼과 식물을 재배할 수 있었던 이유입니다.

많은 식물은 알칼로이드라는 독을 갖고 있습니다. 초식동물의 먹이가 되는 것을 피하기 위해 준비한 식물독으로 일단 인체에 들어오면 신경호르몬을 교란시키는 작용이 있습니다. 모르핀이나 코카인, 키니네 등도 동류이지만 그런 독성과는 전혀 관계가 없고 안전한 것도 벼과의 큰 특징입니다.

균형 잡힌 영양과 강한 생명력 더구나 안전한 벼과의 쌀이나 보리는 3박자를 갖춘, 인간으로서는 더할 나위 없이 좋은 식물이었습니다.

지금까지 소개해 온 보리순 청즙은 그런 벼과의 보리로 만듭니다. 원료는 열매를 맺어 생명력을 사용하기 전의 싱싱한 새싹으로 30~40cm로 성장한 것을 수확하여 분말로 만든 것입니다.

보리순 청즙은 그렇게 소박한 식품이지만 현대인에게 부족한 식물섬유나 비타민, 미네랄이 놀랄 정도로 풍부합니다.

오른쪽의 표를 보십시오. 포함된 성분의 일부이지만 새삼스럽게 눈을 크게 뜨는 사람이 많을 것입니다. 건강증진이나 생활습관병의 예방에는 빠뜨릴 수 없는 영양이 풍부하게 또 균형이 잡힌 형태로 포함되어 있습니다.

'이 정도로 이상적인 건강식품이 지금까지 있었을까?'

그 충실함을 알면 알수록 그런 생각이 듭니다.

그 위에 이것도 건강식품으로서는 대단히 중요한 요소이지만 마시기 쉽고 또 일부의 식품처럼 비싸지도 않아서 장기적으로 이용하기에도 적당합니다.

생활습관병의 증가는 현대인의 식생활에 숨어 있는 "잘못"의 결과입니다. 그 잘못을 해소하는 방법으로 보리순 청즙은 최적이다 – 여기까지 이 책을 읽은 독자 여러분은 그런 사실을 납득하실 것으로 생각합니다.

다음 장에서는 보리순의 새로운 건강 효과에 대해 상세하게 설명합니다.

보리순 청즙의 성분 비교

식물섬유 →	고구마의 20배, 양배추의 26배
카로틴 →	홍당무의 1.3배, 호박의 16.4배
비타민C →	레몬주스의 2.3배
칼슘 →	우유의 4.5배
칼륨 →	우유의 14.7배, 사과의 20배
철 →	소간의 12.2배, 시금치의 24.5배

*'보리순 분말' 100g 중
(자료 / 문부과학성 '일본식품표준성분표'에서)

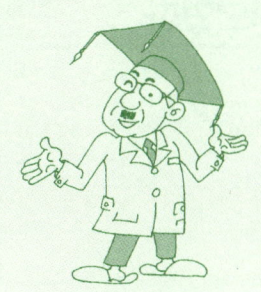

[제 6 장]

보리순에는
생활습관병을 예방하는
건강물질이 있다

새로운 건강물질이 계속하여 발견되었다

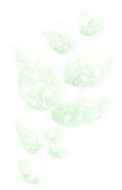

'붉은 포도주에 포함된 폴리페놀은 동맥경화를 방지한다'
'녹차의 카로틴은 암을 예방한다'
'새우 꼬리에 있는 키틴으로 콜레스테롤치를 낮춘다'
'마늘을 먹으면 아닐린의 작용으로 혈액이 매끈해진다'

요즈음 이런 이야기를 자주 듣습니다. 주변의 식품에 포함된 건강에 좋은 물질이 사람들의 관심을 끌고 텔레비전이나 신문에도 자주 등장하게 되었습니다. 이것은 "자신의 건강은 자신이 지킨다"라는 사고방식이 일본에도 들어 온 증거입니다.

생활습관병이라고 하는 것은 병원에서 고칠만한 병이 아닙니다. 일단 걸리면 처음으로 되돌아가기가 어렵고, 병원의 약도 겨우 증상을 억제할 뿐입니다. 아무리 약을 먹어도 식생활 등의 생활방식을 고치지 않으면 악화일로를 걷습니다.

이런 생활습관병의 무서움을 잘 이해하게 되어서 우리들의 건강에 대한 사고방식도 크게 변했습니다. 그때까지는 의사에게 의지하고 약에 의지하다가 "자신의 건강은 스스로 지킨다"라는 근본적인 의식개혁이 일어났습니다.

이 책을 보신 여러분의 의식도 필시 그럴 것입니다.

인술과 음식은 근원이 같음과 같이 건강을 지키기 위한 첫걸음은 음식의 재검토입니다. 폴리페놀 등에 사람들이 관심을 갖는 것도 병을 막아 건강을 지켜주는 최고의 아군은 몸에 좋은 식품성분이라고 생각하게 되었기 때문입니다.

식품에 포함된 건강물질의 연구도 비약적으로 발전했습니다. 예를 들어 미국에서는 1990년부터 2,000만 달러의 예산을 쏟아 넣은 '디자이너 푸드 계획'을 진행하고 있습니다. '디자이너 푸드 계획'이란 식물성 식품 중에서 암 예방에 유용한 성분을 찾는 계획입니다. 일본에서도 건강에 유용한 '기능성 식품'을 연구하고 있습니다.

그 결과 지금까지 알려지지 않았던 건강물질이 잇따라 발견되었습니다. 또 건강물질로 새롭게 재평가된 성분도 적지 않습니다.

전에 식물섬유나 비타민, 미네랄의 영양을 설명하였습니다. 그것만으로도 이 보리순 청즙이 얼마나 우수한 건강식품인지 아셨을 것입니다. 여기서는 그 위에 보리순 청즙의 새로운 건강물질을 소개합니다.

힘의 근원이 되는
스태미나 성분 '옥타코사놀'

철새가 바다를 건너 수천킬로미터나 날 수 있는 것은 무슨 이유일까? – 새삼 그 놀라운 스태미나의 근원은 무엇인지 불가사의하게 생각합니다.

그 해답 중 하나는 이미 해명되었습니다. 새들이 먹는 과일의 껍질에는 유성물질(油性物質)이 포함되어 있으며 그것이 바다를 건너는 새들에게 믿을 수 없을 정도로 강인한 스태미나를 주는 것입니다.

과일 껍질에 포함된 유성물질은 색소 성분의 일종인 고급알콜입니다. 사과나 포도 열매에 있는 광택의 정체는 고급알콜로 옥수수 잎이나 보리순에도 들어있습니다. 그것이 체력이나 지구력을 향상시키는 스태미나 증강제로 작용하는 덕택에 새들은 수천킬로미터 때로는 수만킬로미터의 먼 여행에 견딜 수 있습니다.

미국의 연구로 이 고급알콜에는 ⑴ 체력의 증강 ⑵ 지구력 향상 ⑶ 반사 운동 능력향상 ⑷ 스트레스 완화 작용 등 일련의 약리 효과가 확인되었습니다. 요컨대 체력부족인 사람, 쉽게 피로한 사람, 업무 스트레스가 많은 사람 또는 운동실력의 향상을 목표로 하는 사람에게는 안성맞춤인 물질입니다. 이미 미국에서는 이 유성물질 '옥타코사놀'을 사용한 스태미나 증강제가 실용화되었고 운동선수들이 경쟁적으로 사용하고 있습니다.

스트레스 사회에서 생활하는 우리들의 고민 중 하나가 만성적인 피로입니다. 항상 피로하다, 힘이 나지 않는다. 불황이 오래 끌어서 경쟁이 점점 격화하는 세상에서는 더욱더 그렇지요. 무엇을 하든지 스태미나와 파워 그리고 생명력이 있어야 합니다.

거리의 매점이나 약국에서 트링크제를 사서 마시고 원기를 회복하려는 회사원을 자주 봅니다. 그러나 주로 강장작용을 하는 드링크제 등으로 원기를 회복하려는 것은 생각해 볼 문제입니다.

일시적으로는 힘이 솟는 느낌이 들지 모르지만 근본적인 피로나 스트레스는 없어지지 않습니다. 그것을 얼버무리고 억지로 힘을 끌어내기 때문에 오히려 신체에 큰 부담이 됩니다. 그 무리가 쌓이고 쌓이면 머지않아 육체나 정신에 결정적인 파탄을 일으키지 않는다고 할 수는 없습니다.

스태미나 증강만으로는 진정한 생명력이 솟지 않습니다. 예를 들어 보리순 청즙과 같이 몸 전체의 상태를 개선하는 비타민이나 미네랄 등 종합적으로 건강 작용을 지탱해야 스태미나 증강작용도 진정한 힘을 발휘하는 것입니다.

그 다음에 옥타코사놀이라는 건강물질에는 혈액 중의 콜레스테롤을 줄이는 작용도 있다는 사실이 확인되었습니다. 그 매커니즘은 충분히 해명되지 않았지만 장에서 콜레스테롤의 흡수를 방지한다고 생각합니다.

노화의 최대 원인은
활성산소의 '산소독(酸素毒)'이다

　최근 연구에 의해 노화 메커니즘이 상당히 규명되었으며, 노화에는 크게 나누어 두 가지 원인이 있습니다.

　첫째는 몸을 만드는 세포가 점점 줄기 때문입니다. 우리 몸은 60조개의 세포로 구성되었으며 하루에 4000억개의 세포가 죽는다고 합니다. 그렇다면 150일 지나면 완전히 세포가 없어진다는 계산이지만 세포는 항상 분열하여 새로운 세포를 보충하기 때문에 그런 일은 일어나지 않습니다.

　그러나 세포는 20~30회 분열할 수 있으며 그만큼 분열을 반복한 뒤에는 새로운 세포를 만들 수 없습니다. 따라서 나이를 먹을수록 세포의 수가 점차 감소합니다.

　이것은 세포의 숙명이며 '자연적인 늙음'이라고 할 수 있습니다. 만일 그것만이 노화의 원인이라면 누구든지 건강하게 늙어서

활성산소와 밀접한 관계에 있는 주요 병증

암	위염	노인성치매
동맥경화	아토피성피부염	탈모
심장병 (협심증, 심근경색)	색전	피부노화 (주름, 검버섯)
뇌졸중(뇌경색)	만성간염	
당뇨병	백내장	
류머티스성관절염		

천수를 다할 수 있지만 그렇지 않은 것은 노화에는 세포의 산화라고 하는 또 하나의 원인이 있기 때문입니다.

산소는 우리의 생명 활동에 없어서는 안될 중요한 요소이지만 다른 한편 물질을 산화시켜 그 물질을 변질시켜 버리는 파괴적인 독성을 갖고 있습니다.

가장 알기 쉬운 예가 철의 녹입니다. 단단한 철이 산소에 노출되는 동안 점차 산화되어 마지막에는 푸석푸석한 녹으로 변합니다. 단단한 철조차 푸석푸석하게 만들기 때문에 우리들의 세포를 변질시키는 것은 실로 간단한 일입니다.

활성산소나 자유 라디칼은 특히 강렬한 산소독을 갖고 있습니다.

　산소의 독성이 알려지지 않았던 때에는 인큐베이터에서 기르던 영아가 실명하는 사고가 가끔 일어났습니다. 인큐베이터의 산소 농도가 너무 높아서 그곳에서 발생한 활성산소가 미숙아의 미처 발달하지 못한 망막에 타격을 준 것입니다.

　날씨가 좋은 날에 이부자리를 햇볕에 말리지만 이것도 활성산소와 관계가 있습니다. 자외선이 만든 활성산소가 그 독으로 이부자리의 진드기를 죽이는 것입니다.

　이처럼 파괴성이 강한 활성산소가 우리들의 체내에서도 발생합니다. 호흡에 의해 들어간 공기 중의 산소 가운데 1~5%는 가공할 '산소독'으로 된다고 합니다. 그것이 신체 세포를 산화시켜서 변질시키기 때문에 노화가 일어난다고 생각합니다.

　예를 들어 나이와 함께 눈에 띄게 되는 주름이나 기미는 자외선이 피부에 닿았을 때 발생하는 활성산소의 작업입니다. 신체의 장기에 발생하는 주름이나 기미와 같은 것이 노화의 정체라고 생각하면 알기 쉬울 것입니다.

　혈관의 노화인 동맥경화에도 활성산소가 깊이 관여합니다. 예를 들어 악성 콜레스테롤도 그 자체만으로는 크게 해롭지 않습니다. 그러나 활성산소에 산화되어 과산화지질로 변하면 혈관벽에 부착하기 쉽게 된다는 것은 전에도 설명하였습니다. 혈관벽에 부착된 악성 콜레스테롤의 과산화지질은 이번에는 세포를, 다시 주변의 세포를 점차 산화시킵니다.

　곤란하게도 이 산화는 전염성이 있어서 산화된 세포가 주변에

활성산소(산소독) 발생의 원인

- 산소의 체내 소비
  (들어간 산소의 1~5%)
- 흡연
- 스트레스
- 격렬한 운동
- 자외선
- 방사능
- 배기가스
- 다이옥신
- 일부의 식품 첨가물
- 의약품
  (항암제, 일부의 항생물질)
- 과산화지질
  (산화된 식물유의 불포화 지방산 등)
- 백혈구 등의 면역 세포
  (이물질에 대한 무기로 사용된다)

있는 세포를 산화시킵니다. 그것이 계속하여 주변의 세포에 전염된다고 하는 산화의 도미노 현상이 일어납니다.

머지않아 부드럽던 혈관도 전체가 완전히 변질되어 수술용 가위도 날이 들지 않는 완전히 녹이 슨 혈관으로 변합니다.

발암물질도 그것이 직접 암을 일으키는 것은 아닙니다. 최근에 알려진 사실은 직접 세포를 암으로 만드는 발암물질은 거의 없고 대부분은 활성산소를 만들고 그 활성산소가 세포에 타격을 준다고 하는 메커니즘입니다. 산화에 의해 유전자까지 녹이 슨 세포가 새롭게 분열하면 암의 싹이 되기 쉽습니다.

　보리순은 이런 가공할 산화에 대항하여 활성산소를 없애 주는 물질을 몇 종이나 포함하고 있습니다. 몸 속으로 들어가면 그들이 서로 협력하여 산소독 퇴치의 정예부대로 되는 것입니다.

우리들의 수명은
효소의 힘으로 결정된다

생명의 역사는 산소독과 싸운 역사였다고 해도 과언이 아닙니다. 식물이나 동물도 진화과정에서 산소독의 파괴로부터 몸을 지키는 장치를 고안해 냈습니다.

포도주에 들어있는 폴리페놀이 암이나 동맥경화 방지에 유용하다는 사실이 화제가 되어 단숨에 와인 붐이 일어났습니다. 폴리페놀은 원래 식물의 색소 성분으로 자외선에 의한 활성산소에 대항하기 위해 일광에 노출되는 식물은 모두 갖추고 있는 물질입니다. 보리순에서도 이소비텍신 등 몇 종류의 우수한 폴리페놀이 발견되었습니다.

또 녹색 잎에 있는 카로틴(비타민A)도 태양광선으로 전분을 만들 때 발생하는 활성산소의 산화작용으로부터 중요한 엽록소를 지키기 위한 항산화물질입니다.

이런 식물의 열매나 잎을 섭취함으로써 우리들은 귀중한 항산화물질을 받아서 그것을 체내에서 발생하는 산소독을 제거하기 위해 이용합니다.

물론 밖에서 빌리는 것만이 아니고 우리 몸에도 활성산소를 격퇴하는 자신의 장치가 구비되어 있습니다. 체내에서 만들어지는 항산화 효소는 유명한 SOD(Super Oxide Dismutase), 퍼옥시다제, 글루타치온의 세 개가 산소독과 싸우는 대표적인 항산화 효소입니다.

SOD가 유명하게 된 것은 체내의 SOD 양과 수명 사이에는 상관관계가 있다는 점이 확인되었기 때문입니다. 인간의 최대 수명은 120년이라고 하며 이것은 같은 영장류인 원숭이의 20~30년, 고릴라의 50년과 비교하면 대단한 장수입니다. 인간에 가까운 침팬지도 60년 생존하는 것이 고작입니다.

미국 국립 노년연구센터의 카도라 박사는 영장류의 SOD 양을 조사한 결과, 인간에게는 뛰어난 SOD가 많이 있다는 사실을 알아냈습니다. 더구나 놀랍게도 영장류 수명과 SOD 양은 거의 정확하게 정비례한다는 것도 확인하게 되었고 SOD가 많을수록 수명은 길어진다는 사실도 알아냈습니다.

흡수된 당이나 지방이 에너지로 변환될 때는 다량의 활성산소가 발생합니다. 결국 우리들은 노화나 암의 위험성과 교환으로 에너지를 얻는 것입니다.

살아가는 한 점점 생겨나는 활성산소를 해롭지 않게 만드는 것이 SOD라고 불리는 효소의 임무입니다. 퍼옥시다제 등의 효소도 SOD와 협력하면서 산소독으로부터 우리 몸을 지키고 있습니다.

활성산소를 제거하는 'SOD' '퍼옥시다제'

만일 이런 항산화 효소가 작용하지 않으면 활성산소는 전신으로 퍼져 곧 우리 몸을 노화시키고 여기저기에 암을 발생시킬 것입니다.

그런데 나이와 함께 중요한 항산화 효소가 감소해서, 50세를 넘으면 SOD를 만드는 능력이 20대의 5분의 1로 됩니다. 그래서 나이가 들수록 암으로 고통받는 사람이 늘고, 동맥경화의 진행속도가 빨라지는 것도 이상하지 않습니다.

그렇다고 하지만 어떻게 해서라도 보완해야 합니다. 외부에서 잘 보완하여 항산화 효소의 체내량을 증가시키면 노화속도는 그만큼 느려지고 암의 발생도 줄어들 것입니다.

보리순 청즙을 높이 평가하는 이유의 하나도 그런 효소의 보급에 커다란 힘을 발휘하기 때문입니다. 30~40cm로 자랐을 때 수

노화, 암, 동맥경화를 방지하는 항산화 물질

		보리순에는?
항산화효소	SOD	○
	퍼옥시다제	○
	카탈라제	–
항산화비타민 준항산화비타민	카로틴(비타민A)	○
	비타민B2	○
	비타민C	○
	비타민E	○
항산화 미네랄	셀렌	–
폴리페놀(색소성분)류		○

확한 싱싱한 보리순에는 세 가지 중요한 항산화 효소 중에서 SOD와 퍼옥시다제 두 가지가 들어있습니다.

 SOD와 퍼옥시다제와 같은 큰 분자 구조를 갖는 효소는 마시거나 먹어도 장에서 흡수되지 않는다고 하는 사람도 있습니다. 또 식물이라고 하는, 인간과는 다른 생물의 효소가 정말로 효과를 발휘하는지 의문을 품는 사람도 있습니다.

 이것은 동물 실험이지만 보리순을 준 토끼는 주지 않은 토끼보다 간장의 SOD 활성이 2배 가까이 높아졌다는 보고가 있습니다. 보리순의 효소가 우리 체내에서도 크게 활약할 가능성을 보인 실험이라 해도 좋을 것입니다.

보리순 청즙이 노화나 암, 동맥경화 예방의 챔피언으로 기대되는 것은 이와 같은 효소가 항산화 비타민이나 폴리페놀류와 힘을 합해 종합적으로 신출귀몰하는 활성산소를 격퇴한다고 생각하기 때문입니다.

항산화 물질의 4번 타자
'이소비텍신'을 함유

　프랑스인은 육류를 많이 먹지만 동맥경화는 적습니다. 이것은 "프랜치 패러독스"라고 불리며 그 이유는 오랫동안 수수께끼였습니다. 그 이유가 해명된 것은 10년 전이며 프랑스인이 물 대신 벌떡벌떡 마시는 다량의 와인이 동맥경화로부터 그들의 혈관을 지키는 것입니다.
　와인의 원료가 되는 포도에는 여러 가지 폴리페놀이 들어있습니다. 폴리페놀은 식물의 색소 성분으로 건강에 좋다고 하는 콩의 플라보노이드나 녹차의 카데킨도 폴리페놀의 일종입니다. 이 폴리페놀에는 항산화 작용이 있고 동맥경화 예방에 우수한 효과가 있다는 사실이 밝혀졌습니다.
　전에도 설명한 바와 같이 혈액 중에 있는 악성 콜레스테롤이 진짜로 흉악하게 되는 것은 활성산소의 작용으로 산화되었을 때입

> **보리순은 3개 장벽으로 동맥경화를 막는다**
>
> 1단계 : 콜레스테롤이나 중성지방의 흡수를 저지한다
> → **식물섬유, 옥타코사놀**
>
> 2단계 : 악성 콜레스테롤의 산화를 방지한다
> → **비타민C, 폴리페놀류**
>
> 3단계 : 발생한 과산화지질을 분해한다
> → **비타민B2**

니다.

 폴리페놀은 활성산소가 작용하기 전의 건전한 콜레스테롤에 달라붙고 활성산소가 접근하면 그 독은 자신이 떠맡습니다. 요컨대 앞장서서 콜레스테롤의 해악을 방지하는 것이기 때문에, 유럽의 많은 육류 소비량에도 불구하고 폴리페놀을 많이 포함한 와인 덕택에 프랑스인은 동맥경화나 동맥경화가 일으키는 심장병이 적습니다.

 보리순에는 우수한 폴리페놀이 몇 종류나 있어서 와인과 마찬가지로 부드러운 혈관의 보호에 유용한 식품의 하나입니다. 더구나 장에서 콜레스테롤 흡수를 저지하는 식물섬유나 과산화지질

분해작용이 있는 비타민B2 등과 스크럼을 짜고 동맥경화를 빈틈 없이 막아 줍니다.

　건강식품은 화학 합성약과 같은 병원의 약과는 달라서 하나의 성분이 직접적인 효과를 내는 것은 아닙니다.

　여기서 예로 든 각종 건강물질이 비타민이나 미네랄과 연대하면서 몸 속에서 다양한 효과를 나타냅니다. 그 종합적이며 전체적인 힘이 안전하고 온화한 효과를 서서히 또한 확실하게 나타냅니다. '콜레스테롤치가 내려갔다' '혈압이 내려갔다' '뇌경색이 개선되었다' 등 애용자의 기쁜 소리도 이런 종합적인 효과가 가져온 성과라고 할 수 있습니다.

동물 실험이 '보리순 청즙 효과'를 확실하게 증명했다

여기까지 설명한 바와 같이 보리순 청즙에는 생활습관병에 우수한 효과를 나타내는 여러 가지 건강 성분이 들어있습니다. 그런 수많은 성분이 협력하여 발휘하는 종합적인 힘이야말로 청즙이 '이상적인 건강식품'이라고 평가되는 이유입니다.

최근에는 그 종합적인 힘을 과학적으로 검증하는 실험도 하고 있습니다. 그 하나로 타카자키 건강복지대학의 건강 영양학과 에쿠치 교수가 지도하는 동물 실험을 소개합니다.

실험에는 유전적인 비만 경향이 있는 '비만 토끼'와 보통 '건강 토끼'를 사용하였습니다. 건강 토끼는 시판하는 분말 사료만을 주는 "비청즙조"와 그 사료에 보리순 청즙 분말을 20% 비율로 첨가한 "청즙조"로 나누었습니다. 마찬가지로 비만 토끼도 비청즙조와 청즙조로 나누어 청즙조에는 그 혼합 비율을 10~25%까지 5%

씩 변화시켰기 때문에 전체로서는 다음의 7그룹으로 되었습니다.

> 건강 토끼 / ① 비청즙조 ② 청즙조
> 비만 토끼 / ③ 비청즙조 ④ 청즙 10%조 ⑤ 15%조 ⑥ 20%조
> ⑦ 25%조

생후 5주의 토끼를 약 130g으로 체중을 조정하여 사용하였습니다.

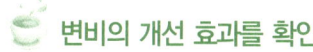 변비의 개선 효과를 확인

변비는 인간의 독특한 생활습관병이 원인이 되어 일어나기 때문에 동물로 이 효과를 조사하는 것은 대단히 어렵습니다. 실제로 변의 단단한 정도는 비청즙조나 청즙조나 거의 같았습니다. 그러나 혼합 비율을 25%로 증가하면 변이 부드럽게 되는 것도 확인하였습니다. 25%라고 하면 결코 적은 양이 아닙니다. 그러나 변비와는 관계가 없는 동물 실험에서도 변이 부드럽게 되는 것은 보리순 청즙의 애용자가 '변비가 해소되었다' '아침의 배변이 상쾌하게 되었다' 라는 소리를 증명한다고 말할 수 있습니다.

지질의 배설 촉진 효과를 확인

비청즙조의 경우 변에 포함된 지질은 전체의 4%이고 청즙조에서는 2배에 해당되는 약 8%의 지질이 검출되었습니다. 이것은 보리순이 지방이나 콜레스테롤의 배설을 확실하게 촉진한다는 점을 말하고 있습니다. 더구나 건강 토끼나 비만 토끼나 구별 없이 청즙을 혼합한 사료를 먹은 모든 그룹에서 정상보다 2배나 많은 지질의 배설을 관찰하였습니다. 비만이나 고지혈증 또는 그들이 초래하는 동맥경화, 심장병, 뇌경색 등의 예방에 보리순 청즙이 큰 힘을 발휘할 것으로 기대할 수 있는 데이터입니다.

 ### 체중 증가를 억제하는 효과도 확인

또한 비만 토끼의 결과는 보리순 분말에 비만을 예방하는 효과가 있다는 사실을 가르쳐 줍니다. 생후 5주의 체중 130g으로 시작한 실험에서 보통 사료만을 먹은 비만 토끼는 나날이 살이 쪄서 14주에는 평균 673.8g에 달했습니다.

그러나 보리순을 혼합한 사료를 투여한 그룹은 유전적으로 살찌기 쉬운 비만 토끼임에도 불구하고 체중 증가가 분명히 억제되었습니다. 그 결과가 상단의 그래프입니다. 보리순 분말의 양이 증가할수록 체중은 감소한다는 것을 알 수 있습니다. 이 데이터로도 보리순은 비만 예방에 유용하다는 결론을 얻을 수 있습니다.

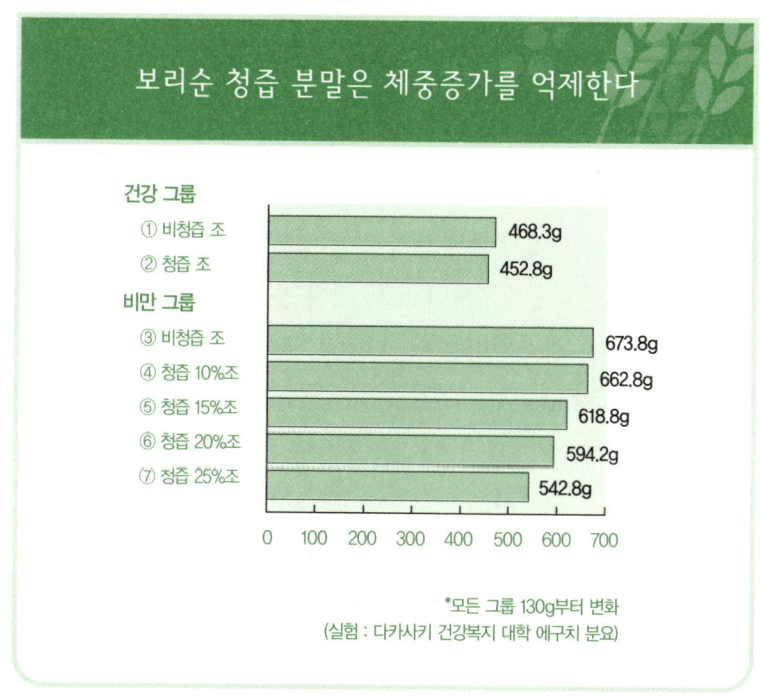

그러면 건강 토끼는 어떻게 되었을까요? 비청즙조의 평균 체중이 468.3g인데 비해 청즙조는 452.8g으로 약간의 효과로 그칩니다. 에쿠치 교수는 '통계적인 차이는 인정되지 않았다'고 보고하였습니다. 요컨대 지나치게 살찐 건강하지 않은 몸에는 체중 증가를 강하게 억제하고 건강한 몸에는 작용하지 않습니다. 건강 유지를 위해 오래 장복하기에는 안성맞춤의 효능입니다.

혈액 검사로 고지혈증의 개선 효과를 확인

실험을 종료할 때 토끼의 혈액을 채취하여 각종 검사를 하였으며 그 중에서도 특히 주목을 끈 것은 총콜레스테롤, 중성지방, 지방산 등 고지혈증 및 동맥경화의 원인이 되는 지질계의 수치였습니다. 청즙조는 비청즙조보다 모두 낮은 숫자를 보였으며 더구나 총콜레스테롤은 감소하면서 양성 콜레스테롤만은 증가하는 이상적인 결과가 나왔습니다.

이제까지 보리순 청즙이 인기를 유지해 온 것은 실제로 먹은 사람들의 '상태가 좋아졌다' '증상이 개선되었다' 라는 실증이었습니다. 그러나 보리순 청즙 효과에도 과학적인 조사를 거쳐 그 실증이 의학적으로 확인되었습니다. '몸에 좋을 것이다' 라고 생각하면서 먹는 것이 아니고 '건강에 유용하다' 라는 확신을 갖고 먹는 시대가 된 것입니다.

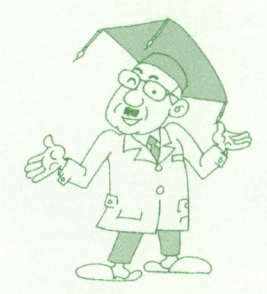

[제 7 장]

현대인의 야채 부족을 해소하는 발군의 미네랄과 비타민의 밸런스

'변비' '비만'의 예방만이 아닌 보리순 청즙의 식물섬유

고구마 2.3g, 양배추 1.8g 전에 표에서 설명하였지만 이것은 변비 해소에 좋다고 하는 고구마와 양배추 100g 중에 포함된 식물섬유량입니다. 이렇게 숫자로 표시하니 겉보기와 달리 의외로 함유량이 적은 것을 깨닫게 됩니다.

한편 보리순 청즙은 100g 중 47.2g. 약 절반 정도가 식물섬유로 "초(超)"가 붙는 우량 섬유식품이라고 할 수 있습니다.

식물의 섬유조직인 셀룰로오스를 '식물섬유'라고 합니다. 전문용어로는 난소화 다당류라고 하며 '난소화(難消化)'라고 하는 바와 같이 먹어도 거의 소화 흡수되지 않고 그대로 변으로 되어 배설됩니다. 결국 칼로리가 없으며 '몸 만들기나 에너지 공급'에는 쓸모가 없습니다.

따라서 예전에 3대 영양소를 중시했던 시대에는 '쓸모없다'고

간주되어 음식물의 찌꺼기로 생각했던 이 '쓸모없는 것'이 실은 "건강 증진이나 질병 예방"에 큰 역할을 한다는 사실이 알려진 것은 30년 전 정도 입니다.

식물섬유에 있는 놀라운 효능

- 칼로리의 과잉 섭취를 억제한다
- 식욕을 조절한다
- 장을 깨끗하게 한다
- 장의 기능을 정리한다
- 배변을 원활하게 한다
- 장내 양성균을 활발하게 만든다
- 면역력을 높인다
- 혈압을 내린다
- 콜레스테롤 흡수를 억제한다
- 중성지방을 줄인다
- 혈당치의 상승을 억제한다
- 발암물질, 유해물질을 배출한다
- 노화를 방지한다
- 피부를 깨끗하게 만든다

격퇴·예방

뱃속의 불편	고혈압	대장암	건망증
변비	당뇨병	유방암	피부의 트러블
비만	동맥경화	자궁암	

그 계기가 된 것은 아프리카 원주민의 건강조사였습니다. 아프리카 원주민에게는 비만이나 당뇨병, 심장병, 대장암이 극히 적다는 사실에 주목한 영국의 데니스 바키드 박사가 원주민의 식생활을 조사하여 그들이 먹는 감자류, 곡류, 야채 등 식물섬유가 많은 음식에 그 이유가 있다는 것을 밝혀 냈습니다.

이 조사가 발단이 되어 각종 연구가 진행되어 음식물 찌꺼기의 평가가 달라졌습니다. 아시는 바와 같이 이제 식물섬유는 생활습관병 예방에 없어서는 안되는 결정적인 영양소로 간주되고 있습니다.

수많은 연구가 규명한 것은 섬유의 다양한 기능이었습니다. '쓸모없다고 간주되었던 식물섬유'는 변으로 배설될 때까지 장에서 다양한 작용을 하면서 살그머니 우리들의 건강을 지키고 질병을 방지하고 있는 것입니다.

보리순이
동맥경화나 고혈압을 방지한다

의외일지도 모르지만 식물섬유의 정체인 셀룰로오스는 탄수화물(전분)과 같은 당의 동료입니다. 그러나 우리들은 이 당을 흡수할 수 없습니다. 셀룰로오스를 소화하려면 셀룰라아제라는 분해효소가 필요합니다만 인간에게는 전분 분해효소인 *아밀라아제만 있고 다행인지 불행인지 셀룰라아제는 없습니다.

덧붙여서 초식인 소나 말에도 셀룰라아제는 없습니다. 그러면

• 아밀라아제(amylase) : 다당류를 가수분해하는 효소로서 녹말(아밀로오스 및 아밀로펙틴)이나 글리코겐과 같이 α결합의 글루코오스로 되어 있는 다당에 작용한다. 작용양식에 따라 α-아밀라아제, β-아밀라아제, 글루코아밀라아제의 3종으로 나눈다. 녹말에 침을 섞어 따뜻하게 하면 요오드반응이 일어나지 않는데, 그 이유는 침 속의 아밀라아제의 작용 때문이다. 아밀라아제는 고등동물뿐만 아니라, 고등식물·곰팡이·세균 등 자연계에 널리 분포한다.

아무리 풀을 먹어도 영양으로 되지 않겠지만 실은 초식동물의 위나 장에는 셀룰로오스를 분해하는 균이 살고 있어서 그 세균이 분비하는 셀룰라아제의 도움을 받아 단단한 섬유를 분해하여 그것을 영양으로 흡수할 수 있는 것입니다.

그런 구조를 갖추지 못한 인간에게 식물섬유는 거의 소화되지 않는 칼로리가 없는 것입니다. 아무리 먹어도 고맙게도 살찔 염려가 없습니다.

그 위에 몸 속에서 수분을 흡수한 섬유는 10배나 부피가 늘어나기 때문에 적은 식사량으로도 포만감을 얻을 수 있습니다. 이 성질을 잘 이용하여 당뇨병 등의 치료에서 시행하는 식사제한을 할 때 가장 걱정이 되는 '좀더 먹고 싶다' '식사가 부족하다' 라는 생각을 완화시키는데 성공한 사람도 있습니다.

보리순의 애용자 중에는 '식사요법이 즐겁게 되었다' '다이어트 식사가 고통스럽지 않게 되었다' 라고 하는 사람이 적지 않습니다.

식물섬유가 변비 해소에 유용한 것도 '난소화' 의 덕택입니다. 단백질이나 지방은 어떻게 먹어도 대부분이 흡수됩니다. 그러나 식물섬유는 소화되지 않기 때문에 먹은 만큼 변의 찌꺼기가 늘어납니다.

수분을 흡수한 섬유 덩어리에 자극을 받은 장은 운동이 활발해지고 출구까지 척척 변을 운반해 줍니다. 변이 부드럽고 배변이 원활하게 되는 것도 섬유가 듬뿍 수분을 흡수하는 덕택입니다

변으로 나오는 것은 섬유만이 아닙니다. 건강을 해치는 과잉의

콜레스테롤이나 중성지방, 염분이 많이 섞여 있습니다. 식물섬유에는 물질을 흡수하는 성질이 있어서 그들을 빈틈없이 붙들어서 운반하기 때문에 결과적으로 장에서 흡수되는 것을 억제하여 고혈압이나 동맥경화의 예방에 효과를 나타냅니다.

 이런 구조를 알면 알수록 한번 보기에 쓸모없는 식품성분인 식물섬유가 잘 준비된 건강물질이라는 점에 감탄을 금할 수 없습니다.

다이옥신 등의
화학물질을 제거한다

　식물섬유가 흡착하는 것은 콜레스테롤이나 염분만이 아닙니다. 인체에 해를 주는 유해물질의 80%는 음식물과 함께 들어오며 그런 위험물질이나 장내에서 발생하는 유해물질을 제거하여 장을 깨끗하게 청소하는 것도 섬유의 임무입니다.
　다이옥신 등의 위험한 화학물질도 섬유의 표적입니다. 누구나 알고 있는 바와 같이 다이옥신은 발암을 촉진하거나 호르몬계의 작용을 교란시키는 대단히 위험한 환경호르몬입니다. 십이지장이나 소장은 특히 그들이 쌓이기 쉬운 장소입니다.
　위 속에서 수분을 흡수한 섬유는 겔상으로 되어 다이옥신 등의 위험물을 흡착합니다. 그래서 식물섬유와 함께 수분도 듬뿍 받아들인 보리순 청즙은 "신체의 청소부"로서 실로 안성맞춤입니다.
　문명의 진보는 심각한 자연파괴를 초래하였습니다. 그러나 생각해 보면 우리들의 몸도 자연의 일부입니다. 몸이라고 하는 자연도 이제 식품첨가물이나 환경호르몬 등에 오염되어 파괴의 위기에 처해 있습니다.

환경호르몬이 남성의 정자를 감소시켜 생식능력을 저하시킨다고 합니다. 또 최근에는 기형아의 출산이 세계적으로 증가하고 있다는 보고도 있고 그 원인으로 환경호르몬이 의심받고 있습니다.

그런 꺼림칙한 화학물질의 배제에 힘을 발휘하는 보리순의 "그린 파워"는 몸이라고 하는 자연을 보호하기 위해 대자연이 주신 혜택이라고 할 수 있습니다.

식사 30분 전의 보리순 청즙이
혈당치를 내리고 당뇨병 악화를 방지한다

비만이나 당뇨병이 걱정되는 사람들을 위해 반드시 첨가해 두고 싶은 것은 먹는 양은 같아도 혈당치의 상승을 막거나 지방이 붙기 어렵게 하는 작용입니다.

빨리 먹으면 살찐다는 것은 자주 듣는 말입니다. 그 이유는 황급히 식사하거나 빨리 먹으면 뇌의 만복 중추가 작동하기 전에 너무 많이 먹기 때문입니다.

또 당이 단번에 흡수되기 때문에 혈당치가 쭉쭉 올라갑니다. 당이 혈액 중으로 넘쳐 나오면 인간의 몸은 여분의 당을 지방으로 바꿔서 비축하려고 합니다. 많이 먹지 않아도 웬일인지 살찐다고 하는 곤란한 현상도 일어납니다.

잘 씹어서 먹는 일은 방지책이 됩니다. 많이 씹고 있는 동안에 만복 중추가 자극되기 때문에 대량으로 많이 먹을 위험을 방지합니다. 당연히 혈액 중의 당도 천천히 증가하게 됩니다.

보리순 청즙의 경우에는 물론 씹지 않고 마시지만 식물섬유와 똑같이 작용합니다. 겔상으로 된 섬유는 당의 흡수를 늦추는 작용이 있습니다. 당뇨병 대책에서는 이 점이 중요하며 흡수 속도가 늦어지거나 혈당이 천천히 상승하면 인슐린의 대량분비를 억제합니다.

인슐린은 소위 당의 운반자입니다. 혈액 중의 당을 세포로 보내는 일을 하고 있고 식사에 의해 당이 늘어나면 인슐린이 췌장에서 갑자기 분비됩니다. 당뇨병이라는 것은 과식 등으로 인슐린을 계속해서 대량으로 분비하던 췌장이 드디어 지쳐버려서 인슐린을 만들 수 없게 되는 병입니다.

당뇨병 대책의 키포인트로 되는 것은 인슐린의 분비를 억제하는 것입니다. 다시 말하면 인슐린의 절약입니다. 겔상으로 되어 당분의 흡수 속도를 떨어뜨리는 식물섬유는 당뇨병에 없어서는 안될 자연의 묘약입니다.

비만이나 당뇨병이 걱정되는 사람이 보리순 청즙을 이용하는 경우에는 식사하기 30분 정도 전에 마시는 편이 좋을 것입니다. 일찌감치 만복 중추가 깨어나서 과식에 의한 칼로리의 과잉섭취도 예방할 수 있습니다.

장내에서 발생하는 유해물질은
이런 증상을 만든다

만일 당신의 변이 새까맣고 심하게 냄새가 난다면 주의하십시오.

그것은 식물섬유가 부족하기 때문에 악성균이 퍼져서 니트로소아민이나 인돌 등의 유해물질을 계속하여 만들고 있을 가능성이 있습니다. 방귀의 악취도 마찬가지로 동물성 단백질이나 지방을 좋아하는 악성균이 그들을 부패시킨 결과 발생하는 인돌이나 *스카돌, 휘발성 *아민 등의 유독가스의 냄새입니다.

우리 장내에는 100종류, 100조마리의 세균이 있습니다. 100조마리라고 말하면 별로 이미지가 떠오르지 않지만 그것을 일렬로 늘어놓으면 지구를 두 바퀴 돌 정도입니다. 그렇게 막대한 수의 세균은 '악성'과 '양성'의 두 그룹으로 나뉘어서 서로 세력을 경쟁하고 있습니다.

악성균은 동물성 단백질이나 지방을 먹이로 삼고 그들을 부패시켜서 혈압을 올리는 아민, 발암성이 강한 니트로소아민, 간장 장해나 발열, 순환기 이상을 일으키는 암모니아나 인돌, 유화수소, 엔테로키신 등 다양한 독소를 발생시킵니다. 악성균이 번식하면 장내는 마치 독약공장과 같은 양상을 띠게 됩니다.

일상적인 증상으로 설사나 변비, 만성 피로감, 권태감, 구역질, 두통, 불면, 짜증, 현기증, 거친 피부 등이 일어납니다. 이런 증상에 시달리는 사람은 악성균의 위력을 의심해 보십시오.

한편 양성균은 소화 흡수를 돕거나 비타민B나 나이아신, 엽산 등의 비타민을 합성해 줍니다. 몸밖에서 침입해 온 병원균을 격퇴하거나 면역기능을 강화하는 등 우리 몸에 더할 나위 없이 고마운 존재입니다.

이 양성균이 먹이로 삼는 것이 인간은 소화할 수 없는 식물섬유입니다. 결국 동물성 단백질이나 지방은 악성균을 늘리고 그 위력을 증대시키는 반면 식물섬유는 양성균의 먹이가 되어 응원하기 때문에 식물섬유가 들어오면 양성균은 원기 있게 되어 악성균을 억누르는 것입니다.

- 스카돌(skatole) : 변(便) 냄새의 자극성 물질(변에 내포되어 있음).
- 아민(amine) : 암모니아의 수소 원자를 알킬기 따위의 탄화수소기로 치환한 유기 화합물을 통틀어 이르는 말. 치환된 수소 원자의 수에 따라 1차 아민, 2차 아민, 3차 아민 따위로 나뉘며, 치환기의 종류에 따라 지방족, 방향족, 지방족·방향족 혼합, 유기·무기 혼합 따위로 나뉜다. 단백질의 분해에 의하여 생기는 경우 도 있으며, 일반적으로 알칼리성이 강하고, 산과 작용해서 염을 만든다.

예를 들면 악성균이 만들어 내는 강력한 발암물질인 니트로소아민도 유산균 등의 양성균의 작용으로 분해되는 것이 실험에서도 확인되었습니다.

유산균과 같은 양성균은 산성 환경을 좋아합니다. 식물섬유는 분해되면 짧은사슬 지방산과 탄산가스, 수소가스로 변합니다. 알맞게도 짧은사슬 지방산은 장내에서 산성화되어 양성균이 번식하기 쉬운 환경을 만듭니다.

탄산가스나 수소가스는 냄새가 없는 건강한 방귀로 되어 배출됩니다. 그런 방귀는 뱃속에서 왕성하게 양성균이 번식하고 있는 증거입니다.

노화 예방은 장이 포인트.
양성균을 원기 있게 만들면
치매도 예방할 수 있다

　어린이를 키운 경험이 있는 사람은 아기의 변이 싫은 냄새가 나지 않는다는 것을 알고 계십니다. 악성균이 없다는 의미는 아닙니다. 비피더스균 등의 양성균의 세력이 대단히 강하기 때문에 악성균이 장난을 칠 수 없는 것입니다.
　그 세력이 나이를 먹으면 점점 역전됩니다. 노인을 간호하는 사람이 '냄새가 나서 참을 수 없다'라고 자주 불평하지만 일반적으로 노인의 변은 젊은이의 것보다 강한 악취를 발합니다. 이것은 위산의 분비가 줄어서 장내가 알카리성으로 되기 때문에 산성을 좋아하는 양성균이 감소하고 *웰치균 등의 악성균의 세력이 강해지기 때문입니다.
　장내 세균 연구의 제1인자인 토쿄대학 명예교수인 코오카 박사가 노인 변의 악취에 대해 어떤 좌담회에서 흥미 있는 사실을 지적하고 있습니다.

 '치매 전문병원의 선생으로부터 알츠하이머 환자의 변이 몹시 냄새가 나기 때문에 장내 세균을 조사해 주기 바란다는 조회가 있었습니다. 그래서 조사해 보니 웰치균이 이상하게 많다는 사실이 밝혀졌습니다. 고령이 되면 누구나 웰치균이 늘지만 보통 고령자에 비해 10배부터 100배나 많은 것입니다. 나는 알츠하이머 환자에게 웰치균이 많은 것은 알츠하이머가 된 결과가 아니고 웰치균이 알츠하이머의 원인이라고 생각합니다.'

 대장의 정맥에는 해독을 하는 간장을 통하지 않고 직접 혈액 순환 속으로 들어가는 길이 있습니다. 장내 악성균이 만드는 유해물질이 그 혈관을 통해 뇌에 도달하여 뇌신경 세포에 영향을 줄 가능성을 충분히 생각할 수 있습니다.

 노화와 장내 세균의 관계에 최초로 착안한 것은 면역 연구로 노벨상을 수상한 러시아의 생물학자 일리아 메치니코프였습니다.

• 웰치균(Welch's bacillus) : 가스괴저(壞疽)의 병원균으로 사람의 식중독을 일으키는 수도 있고, 가축의 악성수종(惡性水腫)의 원인균이 되기도 한다. 길이 2~10㎛, 너비 1~2㎛ 정도의 간균(桿菌)이고, 그람양성균이다. 포자(胞子)를 지니며, 편모는 없는 혐기성세균이다.

'인간이 노화하는 것은 장내에 부패 현상이 일어나고 그 결과 만들어진 유해물질이 몸의 면역력을 약화시키는 것이 원인이며 그것을 방지하면 불노장생도 가능하다.'

거의 100년 전에 메치니코프가 제창한 이 '불노장생설'은 그 후 완전히 잊어 벼렸지만 장내 세균의 연구가 진행됨에 따라 그 평가가 다시 높아지고 있습니다.

노화에 의해 장내 악성균이 번식한다. 그 악성균이 만든 유해물질이 이번에는 다양한 형태로 노화를 촉진한다. 이 악순환을 끊기 위해서는 장내 환경을 개선해서 양성균을 원기 있게 만들어야 됩니다.

그 때문에 양성인 비피더스균을 포함한 요구르트도 크게 유효합니다. 그러나 섭취한 비피더스균이 마음껏 활약하기 위해서는 그 먹이가 되며 어울리는 환경을 만드는 식물섬유의 섭취를 빠뜨릴 수 없습니다.

앞에서 보리순 분말로 만드는 '녹차맛 요구르트'의 이야기가 나왔으며 이것은 양성균과 식물섬유라고 하는 두 가지 건강요소를 한번에 섭취하는 현명한 방법입니다.

보리순 청즙은
어떻게 알레르기를 개선하는가?

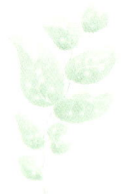

　잘 알려진 바와 같이 알레르기와 면역력에는 깊은 관계가 있습니다. 면역은 우리의 건강을 지켜주는 중요한 구조이지만 그것이 과잉으로 되어 필요 없는 곳에서 반응하거나 자신의 몸까지 공격하는 것이 알레르기입니다.
　그러나 이 면역력에 장내 세균과 깊은 관계가 있다는 사실은 별로 알려지지 않았습니다. 장이라는 것은 실은 인체 최대의 면역기관입니다.
　예를 들어 암세포를 공격하기 때문에 유명한 내추럴 킬러 세포도 장의 공피조직에 많이 숨어 있고 암의 싹이 생기면 그곳에서 출격한다고 생각합니다. 또 소장의 여기저기에 있는 *림프절의 덩어리는 파이엘판이라고 불리며 그곳은 면역세포의 집합소입니다.

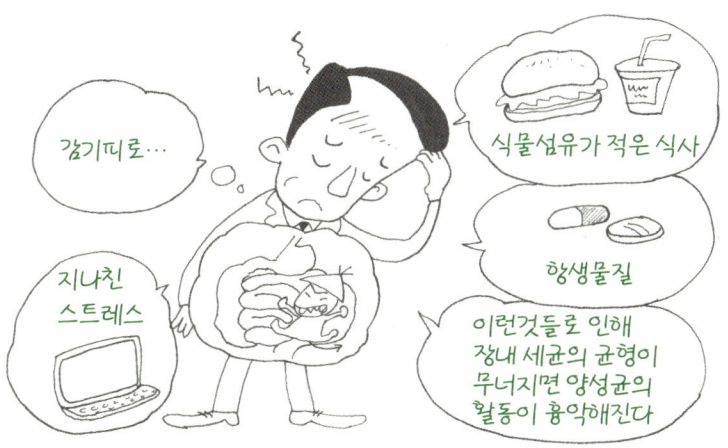

　이런 면역 시스템이 악성균이 만드는 유해물질에 의해 정상적으로 작용하지 못하면 당연히 암을 위시해 여러 가지 병에 걸리기 쉽게 되는 것입니다.

　반대로 양성균은 면역력을 정상화시키는 방향으로 작용합니다.

　대부분의 병원균은 입으로 들어가 장에 정착하지만 양성균이 강한 동안에는 한구석에 꼼짝 않고 몸을 숨기고 있습니다.

　감기나 스트레스, 나쁜 식사 등으로 장내 세균의 균형이 무너지면 바로 머리를 쳐들고 본래의 흉악함을 발휘합니다. 병원내 감염

• 림프절(lymph node) : 포유류가 가지고 있는 면역 기관 중 하나로, 림프계를 구성하는 기관. 림프관 중간 중간에 위치하여 생체 내의 여러 이물질을 처리하는 역할을 한다.

에 의해 수술한 노인이 사망한 사고가 문제로 되었고 그것도 장내에 숨어있던 *MRSA라는 병원체가 장내 세균의 혼란에 따라 움직이기 시작하는 것입니다. 식물섬유를 많이 섭취하여 양성균을 항상 원기 있게 만들어 두는 것이 면역력의 면에서도 얼마나 중요한지 알 수 있습니다.

알레르기 이야기로 되돌아가면 최근 '알레르기 마치'라는 현상이 확인되었습니다. 대부분의 알레르기는 계란이나 우유 등의 단백질의 음식물 알레르기로 시작하여 천식이나 아토피성 피부염으로 진행하는 것입니다.

'마치(행진)'의 선두를 끊는 음식물 알레르기를 막을 수 있는가의 여부가 그 뒤의 긴 인생을 천식이나 아토피에 시달리는가의 갈림길이 되는 것입니다.

사실은 장이 건전한 상태라면 음식물 알레르기를 막을 수 있습니다. 원래 장에는 음식물 알레르기를 막는 장치가 겹겹이 갖춰져 있기 때문입니다.

- 장의 소화효소가 단백질 등의 알레르겐(원인 물질)을 분해하여 흡수하기 쉽게 만들어서 알레르기가 일어나기 어렵게 만든다.
- 장이 만드는 면역 글로블린이 혈관이나 림프관으로 알레르겐이 이동하는 것을 저지한다.

• MRSA : 메티실린 내성황색 포도구균 〈항생물질에 내성이 생긴 균〉

– 들어온 이물질에 반응하고 있으면 영양을 흡수할 수 없게 된다. 그러면 면역 작용에 제동을 걸어서 그 반응을 억제하는 기능이 있다.

장내 세균에 정통한 토쿄대학 농학부의 우에노 교수는 이런 장의 장치와 양성균과의 관계에 대해 다음과 같이 설명합니다.

'장내 세균 중에서 비피더스균이 우세하면 알레르기를 억제하는 방향으로 작용한다고 생각됩니다. 그러나 비피더스균이 우세하지 못하면 알레르기 증상을 촉진하거나 알레르겐이 되는 장내 세균이 늘어날 가능성이 있습니다.'

보리순 청즙에 들어있는 우수한 식물섬유가 장의 기능을 개선하고 비피더스균 등의 양성균도 활발하게 만들어 그 결과로 면역 반응이 정상화되었기 때문입니다.

대장암 증가가 나타내는
우리의 식물섬유 부족

　지금까지는 식물섬유가 우리의 건강 증진이나 질병 예방에 어떻게 작용하는지 살펴 보았습니다.
　최근에는 음식물에 포함된 각종 성분이 의학적으로 검토되었고 그 중에는 암을 축소시키거나 혈당치를 내리는 등 약효가 인정된 것이 적지 않습니다.
　그러나 특정한 병만이 아니고 여러 가지 생활습관병에 제동을 건다는 점에서는 식물섬유가 발군의 능력을 갖고 있습니다.
　그런데 그 중요한 식물섬유가 우리의 식탁에서 점점 사라지고 있습니다.
　다음 페이지에 있는 표는 육식 중심의 서구인에게 많다고 생각하는 대장암이 우리에게도 급증하고 있다는 것을 나타내고 있습니다. 이것은 발암물질을 배출하고 대장암을 예방하는 식물섬유가 우리에게도 부족해졌다는 움직일 수 없는 증거입니다.

실제로 1947년에는 1인당 하루에 평균 27.4g이었던 식물섬유 섭취량이 1996년에는 불과 16.0g으로 줄었습니다. 50년 동안에 42%나 줄었다는 놀랄만한 감소 추세입니다.

건강을 유지 증진하고 충실한 인생을 보내기 위해 필요한 "1일 영양 소요량"을 정하여 이에 의하면 하루에 섭취해야 할 식물섬유는 20~25g으로 결국 4~9g이나 부족하다는 계산입니다.

건강하게 살고 싶은 우리에게 우선 필요한 것은 이 4~9g을 보충하는 일입니다.

단지 4~9g이지만 현실적으로 그것을 보충하는 일이 쉽지 않습니다.

야채 등에 포함된 식물섬유는 의외로 적다는 점을 생각해 보십시오. 매일 식사로 섭취하려면 상당한 양을 먹어야 됩니다. 샐러리라면 3~6개에 해당됩니다.

또 섬유 함유량이 많은 음식물은 조리에도 시간이 걸리고 항상 신선하고 맛있는 것을 조달한다는 것은 어려운 일입니다.

그러나 건강식품으로 4~9g의 식물섬유를 보급하는 것은 비교적 간단합니다. 보리순 청즙인 경우에는 한 컵으로 자연 그대로 건조시킨 섬유 1g을 쉽사리 섭취할 수 있습니다.

이 "자연 그대로"라는 점이 중요하다는 것은 천연 음식물은 생명을 기르는데 필요한 영양소를 종합적으로 포함하고 있습니다.

건조시키고 분쇄만 한 보리순 청즙에는 생명력이 강한 보리순의 비타민이나 미네랄이 통째로 들어있습니다.

이것이 식물섬유와 함께 우리의 건강 증진이나 질병 예방에 큰 역할을 하는 것입니다.

대장암 증가

사망수 (인구10만명당)

(년)	1990	1995	1999	2000	2001
남자	13286	17312	19418	19868	20265
여자	11346	13962	15945	16080	16682

완벽한 비타민 포진으로
생활습관병을 얼씬도 못하게 한다

 **미국에서는 비타민의 새로운 약리작용이 해명되고 있다.**

최초에 비타민을 발견한 것은 일본인 스즈키입니다. 정미한 후에 남는 쌀겨에서 비타민B1을 골라내여 *오리자닌이라고 명명한 것은 1910년이었습니다.

비타민 제1호의 발견부터 현재까지 13종류의 비타민이 발견되었습니다. 우리에게 부족하기 쉬워서 '하루에 섭취해야 할 소요량'을 정한 A(카로틴), D, B1, B2, C, 나이아신의 6종류와 우리가 비교적 섭취하기 쉬운 E, K, B6, B12, 판토텐산, 엽산, 비오틴의

• 오리자닌(oryzanine) : 염산티아민, 즉 비타민 B1의 약전명

7종류입니다.

보리순 청즙이 멀티 파워의 건강식품이라고 불리는 것은 이들 13종류 비타민 중 12종을 포함하기 때문입니다. 거의 완벽한 비타민 포진입니다.

신변증상에 대한 보리순의 비타민 효과

증상	A (카로틴)	B1	B2	C	K	엽산	나이아신
감기	O	O		O			
살결이 거침, 여드름			O				
피로해진 눈	O	O					
피로감, 나른함	(O)	O					
스트레스	(O)	O		O			
요통		O		O			
구강염	O		O				
동맥경화				O			
빈혈				O		O	
어깨결린		O	O				O
근육통		O					
골조성김증				O	O		

단지 하나 포함되지 않은 비타민D는 참치, 가다랭이, 정어리, 표고버섯에 많이 포함되어 있기 때문에 이들을 먹는다면 비타민에 대해 걱정할 필요가 없습니다.

그런데 비타민의 효과에는 '생리작용'과 '약리 작용'의 두 가지가 있습니다. 생리작용이라는 것은 신체의 대사를 원활하게 하거나 여러 기능을 부드럽게 조절하는 비타민 본래의 임무입니다. 비타민은 '미량 영양소'라고도 하며 극히 적은 양으로도 임무는 확실하게 수행합니다. 극단적으로 편식을 하지 않는 보통 식사라면 생리작용에 대해서 별로 걱정하지 않아도 됩니다.

지금 비타민으로 화제가 된 것은 약리 작용입니다. 건강식품 등으로 비타민을 적극적으로 섭취하여 그 작용을 강력하게 만들면 본래의 생리작용만이 아닌 건강 증진이나 질병 예방에 큰 효과를 낸다는 사실이 확인되었습니다.

예를 들어 비타민C에는 검버섯이나 주근깨를 없애는 효과가 있으며 카로틴에는 암을 예방하는 효과가 있다는 것은 그들을 적극적으로 도입한 경우의 약리 작용입니다.

현재 그 연구에 가장 노력하는 곳이 미국입니다. 생활습관병 대국인 미국에서는 식품 성분을 질병 예방에 이용하는 전국 프로젝트를 전개하고 있고 그 결과 점차 비타민의 새로운 약리 작용이 규명되고 있습니다.

여기서는 생활습관병의 예방에 활약이 기대되는 비타민의 약리 작용을 중심으로 보리순 청즙의 멀티파워를 검증해 보겠습니다.

암, 동맥경화, 노화 예방에 절대적인 힘 – 비타민A(카로틴)

비타민A가 암 예방에 관계한다는 사실은 이전부터 알려졌습니다. 이미 80년이나 전에 당시의 내무성 영양 연구소가 비타민A가 부족한 쥐는 위암이 많이 발생한다는 점을 지적하고 있습니다. 그밖에도 눈의 질병을 방지하거나 피부염이나 위궤양 예방에도 효과를 발휘하는 것이 이 비타민입니다.

그런데 비타민A에는 과잉증이 있어서 너무 많이 섭취하면 두통이나 현기증, 탈모, 생리불순 등의 증상이 나타나는 일도 있습니다. 간장이 나쁜 사람은 특히 주의해야 합니다. 간을 너무 많이 먹거나 간유를 대량으로 과잉 섭취하는 것은 금물입니다.

그래서 지금은 비타민A보다 체내에서 비타민A로 변하는 카로틴이 중시되고 있습니다. 카로틴은 녹황색 야채에 들어있는 색소로 체내에서 몸에 필요한 만큼의 비타민A로 변환되기 때문에 과잉증의 걱정이 없습니다. 다행스럽게 보리순 청즙에 많이 들어있는 것도 비타민A가 아닌 안전한 카로틴입니다

카로틴은 그 자체도 (1) 암의 예방 (2) 심장병의 예방 (3) 노화 예방 (4) 피로 회복 (5) 짜증 등의 스트레스 경감이라는 5대 효능을 갖고 있습니다.

암 환자의 혈액을 조사해 보면 암 종류에 관계없이 어떤 환자라도 정상인보다 혈액 중의 카로틴이 적으며, 1991년 조사 결과가 발표된 이래 카로틴은 암을 억제하는 물질로 크게 기대하게 되었습니다.

카로틴이 암 예방에 절대적인 효과를 발휘하는 것은 이 비타민에 체내 활성산소를 제거하는 우수한 항산화 작용이 있기 때문입니다.

여기서는 신체의 세포를 산화시켜서 파괴해 버리는 이 산소야말로 오늘날의 의학이 발견한 암이나 동맥경화, 노화의 진범이라는 것만을 확인해 둡니다.

카로틴은 그렇게 위험하기 짝이 없는 활성산소를 제거합니다.

식물의 잎에는 엽록소가 있어서 태양 광선으로 전분을 생산합니다. 그러나 그때에 활성산소가 발생하여 엽록소를 파괴합니다. 그래서 식물은 활성산소를 제거하는 카로틴을 만들어 중요한 엽록소를 지키고 있는 것입니다.

인간의 생명 활동에서도 마찬가지로 활성산소가 발생합니다. 그러나 유감스럽게도 우리에게는 카로틴을 만드는 능력이 없습니다. 그래서 음식물로 충분히 섭취할 필요가 있습니다. 이 항산화 비타민은 우리의 신체에서도 그 작용을 발휘하여 체내의 활성산소를 제거해 줍니다.

이런 카로틴이 보리순 분말에 대량으로 들어있습니다. 그 양은 카로틴이 많다고 알려진 당근의 1.3배, 호박의 16.4배에 필적합니다. 암 예방의 비장의 카드로 이 보리순 청즙이 기대되는 것도 납득할 수 있습니다.

알츠하이머 치료약으로도 사용된다 – 비타민B1

비타민B1의 결핍으로 일어나는 것은 영양 부족 시대의 전형적인 병의 하나였습니다. 한 세기 전에는 그 원인으로 연간 1만명이나 사망하였습니다.

그러나 실정은 약간 다릅니다. 한 세기 전에 그때까지는 사치품이었던 백미가 보급되자, 현미에 다량 포함되어 있던 비타민B1이 부족하게 되어 다수의 희생자가 나온 것입니다. 소위 풍요한 시대의 함정이 이 비타민의 부족입니다.

음식물이 남아도는 현대에도 비타민B1 부족이 은폐되어 있습니다. 일본인의 반 정도는 잠재적인 비타민B1 결핍증으로 간주됩니다.

없어진 것으로 아는 *각기도 때때로 나타납니다. 가장 위험한 것은 격렬한 운동을 하는 한편 술을 많이 마시는 사람입니다. 게다가 단 과자나 청량음료가 합세하여 착실한 식사를 하지 못한다면 위험도가 급격히 상승합니다.

각기는 다발성 신경염이라고 불리며 당뇨병의 합병증인 신경장해도 그 무리입니다. 전신 권태나 수족의 통증, 마비, 보행 장해

• 각기(脚氣病, beriberi) : 티아민이 결핍되어 나타나는 증상으로 팔, 다리에 신경염이 생겨 통증이 심하고 붓는 부종이 나타나는 질환이다. 이 병에 걸리면 신경조직, 특히 팔과 다리의 신경이 약해지고 근육이 허약해지면 심하면 심장병이나 경련이 나타나고 몸이 붓는다.

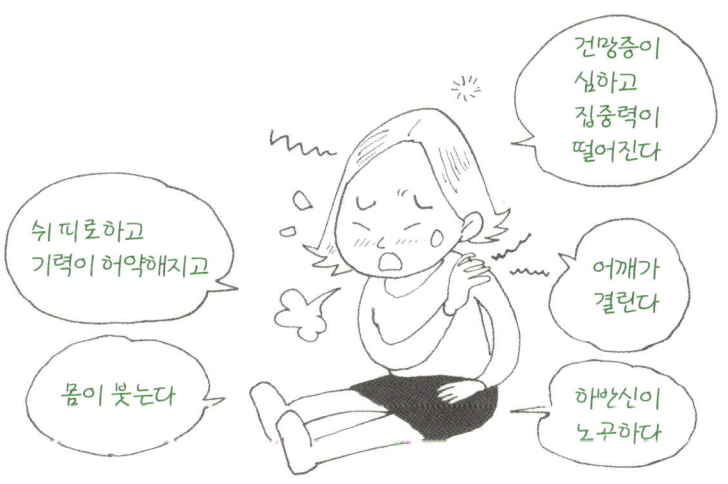

등의 증상이 나타나고 심하면 심부전을 일으키거나 뇌에 장해를 발생하는 위험한 병입니다.

비타민B1은 당 대사, 다시 말하면 세포가 에너지로 당을 이용할 때 반드시 필요한 물질입니다. 또 신경에도 작용하여 기능을 정상으로 유지하는 작용을 합니다.

격렬한 운동이나 다량의 음주 또는 단 것을 너무 많이 먹어서 당 대사가 활발하게 되면 이 비타민이 소비됩니다. 그에 따라서 혈액 중에 비타민B1이 부족하면 말초신경, 때로는 뇌신경에 중대한 장해가 일어납니다.

증상으로는 나른함이나 피로 등이 나타납니다. 피로 물질인 유산이 분해되지 않게 되어 근육통도 일어나기 쉽게 됩니다. 운동하면 곧바로 근육이 붓거나 아픈 사람은 조심하십시오.

근래에는 알츠하이머와의 관계도 규명되었습니다. 알츠하이머 환자의 혈액은 건강한 노인에 비해 비타민B1의 농도가 현저하게 낮습니다. 실제로 치료할 때도 다량의 비타민B1을 투여합니다.

보리순 청즙에는 고맙게도 비타민B1이 풍부하게 들어있습니다. 백미의 10배, 현미와 비교해도 2배라는 놀랄 정도의 함유량이기 때문에 비타민 보급에는 더할 나위 없이 좋은 식품이라고 할 수 있습니다.

노화의 원흉 '과산화지질'의 분해를 촉진한다 – 비타민B2

구내염이나 구각염이 생기면 비타민B2의 부족을 의심하십시오. 그 밖에도 눈의 충혈, 지루성 피부염, 탈모, 항문이나 음부의 염증 등이 비타민B2 결핍에 잘 나타나는 증상입니다.

비타민B2는 체내 효소를 돕는 도우미로 주로 지방을 에너지로 바꿀 때 사용됩니다. 그것만이면 생활습관병 예방에 유용하다고 말할 수 없지만 이 비타민에는 과산화지질의 분해를 촉진하는 중요한 기능이 있습니다.

과산화지질이란 활성산소에 침해당한 나쁜 지질을 말하며 활성산소와 마찬가지로 주변의 세포조직을 파괴하거나 변질시키는 무서운 물질입니다.

예를 들어 동맥경화를 일으킨다고 하여 대단히 평판이 나쁜 콜레스테롤도 실제로 장난을 치는 것은 활성산소에 붙잡혀서 과산화지질로 변한 것이다라고 하면 얼마나 인체에 유해한 것인지 이해하실 수 있을 것입니다.

탈모의 원인도 피부가 산화되어 생긴 과산화지질이며 노인에게 많은 백내장도 눈의 렌즈에 과산화지질이 부착해서 일어납니다. 또 과산화지질에 의해 피부의 장벽이 무너지면 그곳이 과민해져서 면역반응이 강해지고 아토피성 피부염이 일어나기 쉽게 됩니다.

산화된 지질의 독은 더구나 전신에 미칩니다. 세포 중심부에 다가가서 염색체에 상처를 내거나 그곳에서 암의 싹을 발생시킵니다. 지금으로서는 대부분의 암이 이렇게 발생한다고 생각하고 있습니다.

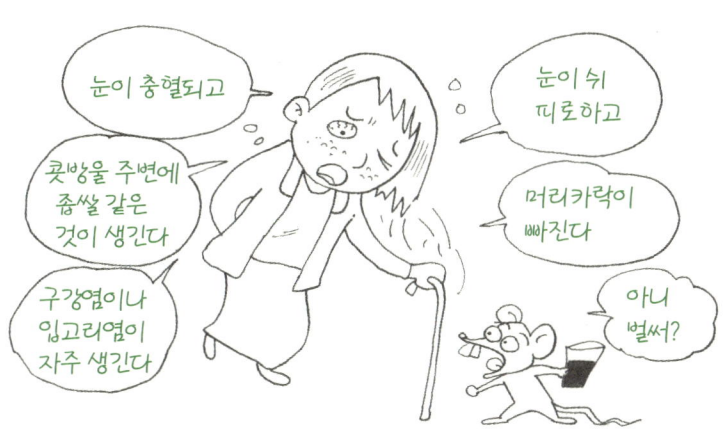

활성산소의 해독만 말했지만 실제로는 없어지는 활성산소보다 쉽게 체외로 나가지 않는 '나쁜 지질'이 몇 배나 더 귀찮은 존재입니다.

그러나 지나친 걱정을 할 필요는 없습니다. 우리 몸에는 글루타티온 환원효소와 같이 나쁜 지질을 분해하는 멋진 체내 효소가 있습니다. 이런 효소를 도와서 과산화지질의 분해 작용을 촉진하는 것이 비타민B2인 것입니다.

맛있는 음식 때문에 많은 지방을 섭취하는 사람은 특히 이 비타민 보급에 주의하십시오. 지방이 비만만 초래하는 것은 아닙니다. 비타민B2가 지방 대사에 사용되기 때문에 나쁜 지질의 분해가 원활하게 되지 않을 위험이 있습니다.

지방은 콜레스테롤이나 중성지방을 늘리는 것만이 아니고 지방이 산화해서 생긴 해로운 과산화지질도 제거할 수 없게 되어 이중으로 동맥경화를 진행시킵니다.

경구 피임약이나 항생물질의 투여도 비타민B2가 부족하기 쉽게 됩니다.

비타민B2가 풍부한 음식은 우유나 요구르트 등의 유제품과 야채로는 시금치가 있지만 보리순 청즙은 우유의 13.5배, 시금치의 10배에 달하는 비타민B2를 포함하고 있습니다. 이 비타민B2는 부작용이 없고 과잉증도 없습니다. 아무리 섭취해도 안전하기 때문에 노화방지의 강력한 무기가 될 것으로 생각합니다.

감기부터 암까지 다양한 효과를 발휘한다 – 비타민C

'비타민C는 감기부터 암까지 여러 가지 병을 예방한다'

노벨상을 2회나 수상한 미국의 라이너스 폴링 박사의 이 말은 비타민C를 일약 유명하게 만들었습니다. 1970년대의 일입니다. 그 후 연구에서 비타민C에는 면역력 강화나 항산화 등 놀라운 효능이 몇 가지나 있으며 여러 가지 병의 예방과 개선에 효과를 발휘하는 사실이 규명되었습니다. 여성들은 "비타민C가 피부를 아름답게 만든다"라는 것을 알고 있을 것입니다.

피부나 모발의 회춘에 좋은 콜라겐은 세포간 물질이라고 하며 세포와 세포를 결합하는 단백질입니다. 이 콜라겐 합성에 불가결한 것이 비타민C입니다. 부족하면 피부조직만이 아니고 혈관이나 뼈도 약해집니다. 피부의 젊음을 유지하고 혈관을 강하게 하고 뼈를 튼튼하게 만드는 필수 비타민입니다.

그러나 스트레스를 받았을 때 호르몬 합성에도 사용되기 때문에 스트레스가 있으면 비타민C는 점점 감소하게 됩니다. 흡연으로도 감소하기 때문에 안달복달하며 줄담배를 피우는 것은 최악이라고 할 수 있습니다. 업무로 스트레스가 많은 사람이나 쉽게 피로한 사람이나 담배를 피는 사람은 비타민C를 유의하여 섭취하십시오.

비타민C는 영양제로도 수많은 종류가 있습니다. 그 이유는 기본적인 생리작용 외에도 면역력을 향상시키기 때문입니다.

병원체의 활동을 약화시키거나 면역세포의 임파구를 활성화시

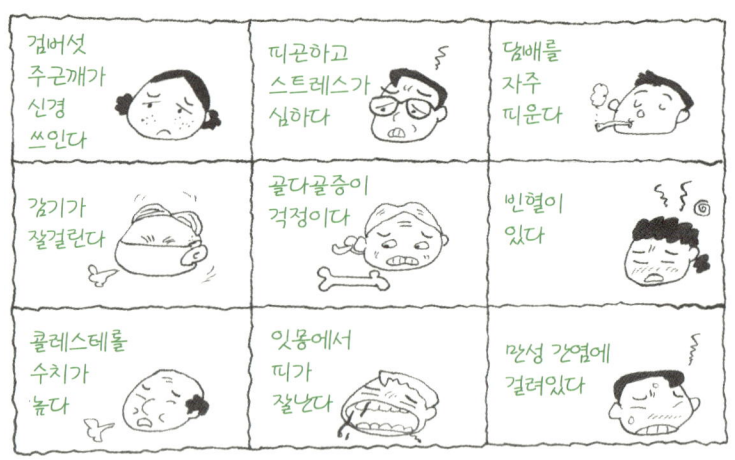

키며 그 위에 암 치료나 간염 치료에도 쓰이는 인터페론이라는 항바이러스 물질의 체내 생산을 촉진하는 등 면역력 상승을 위해 전신을 돌아다니며 활약하는 것이 비타민C입니다.

최근의 연구로 비타민C의 주목할만한 효과가 해명되었습니다. 콜레스테롤은 산화되면 독성이 커진다고 앞에서 설명하였습니다. 혈관벽에 부착되기 쉽고 다른 세포와 달리 교체할 수 없는 혈관세포에 점점 스며듭니다.

비타민C는 콜레스테롤이 나쁜 지질로 되는 것을 방지하여 혈관의 탄력을 지켜준다는 사실이 규명되었습니다. 비타민C를 많이 섭취하는 사람은 악성 콜레스테롤치가 낮다고 하는 기쁜 실험 결과도 있습니다.

게다가 혈액 중의 중성지방을 감소시키고 양성 콜레스테롤을 증가시킵니다. 그 위에 혈전도 생기기 어렵기 때문에 동맥경화의 예방이나 동맥경화가 초래하는 심장병의 개선에 도움이 됩니다. 흡연으로 생기는 활성산소를 재빨리 제거하여 담배의 해독을 줄이는 것도 비타민의 효과입니다.

　비타민C를 많이 포함한 음식은 귤이나 딸기, 키위, 브로콜리 등이 있습니다. 다만 장시간 가열하거나 공기에 노출하면 항산화 작용이 약해집니다.

　보리순 애용자 중에 '피부가 고와졌다' '주근깨나 주름이 없어졌다' 는 사람이 많으며, 이것도 보리순 청즙의 비타민C 효과라고 생각할 수 있습니다. 어쨌든 레몬주스의 2.3배에 상당하는 비타민C가 들어있기 때문입니다.

　또 '콜레스테롤치가 내려갔다' '중성지방치가 개선되었다' 라는 기쁜 소식도 자주 들립니다만 아마도 이것은 비타민C에 식물섬유나 SOD효소의 힘이 더해진 종합적인 보리순 효과일 것입니다.

 칼슘만으로는 골다공증을 예방할 수 없다 – 비타민K

　허리가 굽은 노인을 자주 보지만 허리나 등의 변형은 골다공증에 의한 것입니다. 나이가 들면 골절되기 쉽거나 요통에 시달리는 경우가 많은 것도 사실은 골다공증이 원인입니다.

　아시는 바와 같이 골다공증은 바람이 들어간 무와 같이 칼슘이 빠진 뼈가 푸석푸석해지는 병입니다. 특히 60세가 넘은 여성에게 많이 나타나지만 최근에는 노인만이 아니고 편식에 의한 젊은이의 골다공증도 문제가 되고 있습니다.

60세 이상인 여성의 반은 골다공증이라고 합니다. '나는 원래 뼈가 튼튼했으니까' 하고 안심할 수 없습니다.

중년의 여성에게 많은 것은 50대 전후에 오는 폐경과 관계가 있습니다.

성호르몬에는 뼈의 칼슘이 녹는 것을 저지하는 예상 밖의 기능이 있습니다. 폐경으로 여성 호르몬 분비가 감소되면 저지할 수 없어서 잇따라 칼슘을 잃어버리게 됩니다.

이것을 방지하기 위해서는 젊었을 때부터 칼슘을 충분히 보급하여 강하고 충실한 뼈를 만들어 둘 필요가 있습니다. 그때 도움이 되는 것이 비타민K입니다. 비타민A나 비타민C에 비하면 일반적인 이름은 아니지만 칼슘이 뼈에 견고하게 부착되는 것을 돕는 기능이 있고 골다공증 치료에도 사용되는 실력파 비타민입니다.

뼈의 조직화에는 이미 설명한 바와 같이 비타민C도 한 역할을 합니다. 칼슘을 다량 섭취해도 비타민K나 비타민C의 응원이 없으면 충실한 뼈를 만들 수 없습니다.

보리순 청즙에는 그 비타민K와 비타민C가 구비되어 있습니다. 물론 칼슘도 풍부하여 우유의 4.5배가 있습니다. 이 정도이니 골다공증 예방이나 치료에 큰 힘을 발휘하지 못하면 오히려 이상하겠지요.

그런데 우리에게 부족하기 쉬운 비타민 중에서 보리순 청즙에는 비타민D만이 없다고 설명하였습니다. 비타민D는 칼슘의 흡수를 돕는 작용이 있어서 '비타민D가 있으면 완벽할텐데' 라는 소리도 듣습니다.

그러나 비타민D는 비타민 중에서 드물게 위험한 일면이 있습니다. 이것을 과잉 섭취하면 여분의 칼슘이 혈관이나 신장 등의 장기에 부착됩니다. 특히 신장의 경우에는 장해를 일으켜 요독증에 의한 사망까지 일으킬 위험이 있습니다.

칼슘이 풍부한 보리순 청즙에 비타민D가 없는 것은 틀림없이 하늘의 배려라고 말할 수 있을지도 모릅니다. 비타민D를 보충하려면 등푸른 생선이나 표고버섯 등 자연 음식물 형태로 섭취해도 충분합니다. 가다랭이 회라면 두 조각, 참치의 붉은 살은 세 조각, 다랑어라면 한 조각으로 하루 필요량을 섭취할 수 있습니다.

임신 중, 임신 전에 '선천성 기형' '유산'의 방지 효과 – 엽산

선천성 기형이 세계적으로 증가하고 있다고 합니다. 다이옥신 등 환경호르몬이나 식품 첨가용 화학물질 또 오존층 파괴에 따른 자외선 피폭이 원인일 것으로 의심하고 있습니다. 이 선천성 기형의 대책으로 미국이나 유럽에서 클로즈업되고 있는 것이 엽산이라는 비타민의 효능입니다.

DNA는 유전자의 본체이며 핵산이라고 불리는 물질로 구성되어 있습니다. 그 핵산 만들기를 돕는 것이 엽산입니다. 별로 귀에 익은 이름은 아니지만 생명 활동의 근본에 관계되는 비타민입니다.

부족하면 세포의 성장이나 재생이 원활하게 되지 않으며 이것이 태아의 성장에도 영향을 줄 것으로 생각합니다.

서구에서는 일찍부터 이 비타민에 주목하여 선천성 기형의 위험성을 줄이기 위해 임신 전이나 임신 중인 여성에게 엽산 섭취를 권장하였습니다. 일본에서는 2002년 '신생아의 신경관 폐쇄 장해의 리스크 경감에는 임신 중에 엽산 보조 요법이 유효' 라는 후생성 보고가 발표되었습니다. 또 유산 방지에도 효과가 있어서 출산을 생각하는 여성은 반드시 기억해 두어야 할 비타민입니다.

더구나 엽산은 '뇌의 음식물' 이라고 불리며 이것이 부족하면 기억력이 감퇴하고 건망증이 심해지거나 신경과민으로 됩니다.

임신 중에는 엽산 소비가 많기 때문에 특별히 보급할 필요가 있습니다. 엽산의 흡수를 방해하는 경구 피임약을 복용하는 사람도 부족해지지 않도록 주의하십시오.

엽산 함유량이 많은 것은 양배추와 시금치이며 보리순 청즙에는 100g 중에 650㎍으로 최저 필요량인 200㎍을 훨씬 넘는 양이 포함되어 있습니다. 엽산은 다량 섭취해도 안전하기 때문에 안심하고 드십시오.

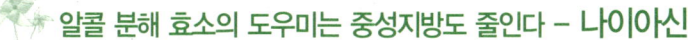 알콜 분해 효소의 도우미는 중성지방도 줄인다 – 나이아신

술이 약한 사람은 알콜 분해효소가 적다는 사실을 아시는 분이 많을 것입니다. 알콜은 간장에서 분해되며 그때 작용하는 효소를 돕는 것이 나이아신입니다. 따라서 술을 많이 마시는 사람은 이 비타민을 많이 소비합니다.

이것이 극단적으로 부족하면 피부염이나 설사, 지각 이상, 지능 저하가 나타나는 펠라그라라는 병에 걸립니다.

그러나 그렇게 걱정할 필요는 없습니다. 우리가 먹는 여러 음식물에 나이아신이 널리 들어있기 때문에 어쨌든 괜찮습니다. 다만 습관적으로 술을 많이 마시면서 안주를 먹지 않는 사람 중에는 구내염이나 피부염, 건망증 등의 결핍 증상을 보이는 일도 있

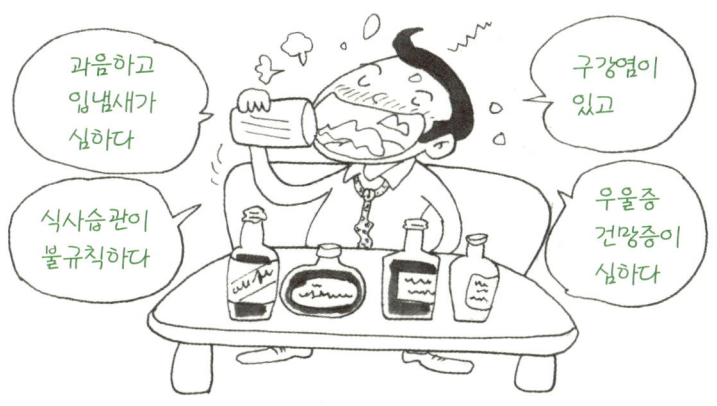

습니다.

그보다 나이아신이 주목받는 점은 혈중 콜레스테롤이나 중성지방을 감소시키는 효과입니다.

원래 이 비타민은 대사 효소의 도우미로 당이나 지방의 대사를 원활하게 만듭니다. 하루 1,500mg을 복용하면 콜레스테롤이나 중성지방이 감소한다는 보고도 있습니다.

보리순 청즙에는 100g 중에 5.4mg으로 약간 부족한 감이 있지만 우유의 0.1mg에 비하면 훨씬 많다고 할 수 있습니다.

각종 식품에 조금씩 들어있기 때문에 술을 많이 마시는 사람 외에는 걱정할 필요가 없습니다.

현대인에게 필요한
미네랄을 준비한다

   비타민D를 설명할 때 과잉 섭취가 걱정인 비타민D가 보리순 청즙에 포함되어 있지 않은 것은 "하늘의 배려"일지도 모른다고 했습니다. 미네랄에 대해서도 실은 하늘의 배려라는 말이 딱 들어맞습니다.
   미네랄은 크게 두 가지 종류로 나눌 수 있습니다. 다량 필요한 매크로 미네랄과 미량으로도 충분한 마이크로 미네랄입니다.
   매크로 미네랄에는 나트륨, 칼슘, 마그네슘, 칼륨, 인의 다섯 개가 있고 유의하여 섭취해야 되는 이들을 '필수 미네랄'이라고 부릅니다.
   고맙게도 보리순에는 필수 미네랄이 듬뿍 들어있습니다.
   필수 미네랄에 철을 더한 여섯 개가 보리순의 대표적인 미네랄이며 마이크로 미네랄인 철도 현대인에게 결핍되기 쉬운 미네랄의 하나입니다. 특히 젊은 여성에게 자주 나타나는 빈혈의 원인으로 섭취의 필요성이 강조되고 있습니다.

다시 말하면 보리순 청즙에는 현대인의 건강을 유지하고 생활습관병을 예방하며 그 위에 중요한 미네랄이 모두 구비되어 있습니다. 게다가 위험성이 있는 성분은 포함하지 않아서 이상적인 건강식품입니다.

섭취할 때 주의할 점도 있는 미네랄의 왕 – 칼슘

인간 신체의 칼슘량은 체중의 약 2%입니다. 그 대부분이 뼈나 치아 속에 존재하고 나머지는 혈액에 녹아 있습니다.

칼슘의 기능은 무엇보다도 뼈나 치아의 단단한 조직을 만들고 그것을 튼튼하게 만드는 일입니다. 부족하면 장래에 골다공증이나 치주병으로 고통받게 됩니다.

어깨 결림이나 요통도 칼슘 부족과 관계가 있습니다. 혈액 중에 칼슘 농도가 떨어지면 우리 몸은 뼈를 녹여서라도 그것을 보충하려고 합니다. 몸을 지탱하는 뼈가 가늘어지면 근육의 부담이 그만큼 커져서 어깨 결림이나 요통이 나타나는 것입니다.

칼슘은 근육의 조정도 하고 있기 때문에 부족하면 근육의 신축이 원만하게 되지 못해서 이것도 어깨 결림이나 요통을 조장하는 결과로 됩니다.

어깨나 허리 통증을 경험한 분이라면 칼슘 섭취가 충분한지 생

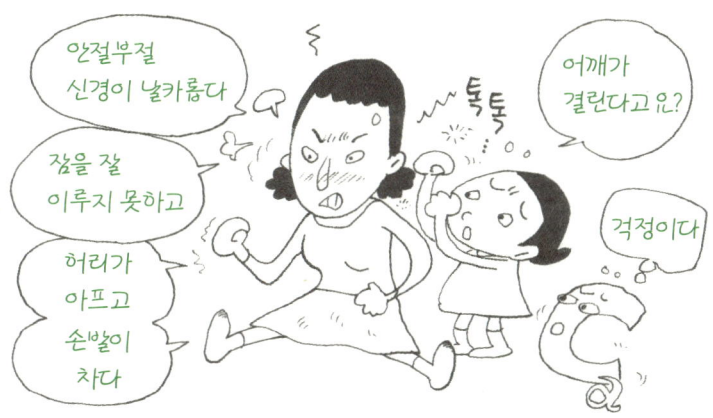

각해 보십시오. 마사지나 물리치료로 잘 낫지 않는 어깨 결림이나 요통도 의외로 이런 곳에 원인이 있는지도 모릅니다.

정신적인 초조감에도 칼슘 부족이 관계되고 있습니다. 이 미네랄에는 신경의 흥분을 억제하는 작용이 있어서 부족하면 흥분하기 쉽게 됩니다. 쉽게 흥분해서 혈압이 오르는 사람은 칼슘 섭취를 늘려 보십시오.

보리순 청즙 애용자 중에도 '이것을 마시면 침착해진다' 든가 '잘 자게 되었다' 라는 사람이 많이 있습니다. 그것도 보리순 청즙에 듬뿍 들어있는 칼슘의 작용일 것으로 생각합니다.

주의해야 할 점은 칼슘제의 사용입니다. 시판하는 칼슘제는 빨리 흡수되도록 대부분이 이온화되어 있습니다. 이온화 칼슘은 확실히 흡수가 빠릅니다. 그러나 혈중 칼슘 농도가 급격히 높아지면 여분의 칼슘이 혈관 등에 부착되어 동맥경화의 원인이 됩니다.

또 상승한 칼슘 농도를 낮추기 위해 신장을 완전 가동하여 계속 칼슘을 배설하기 때문에 이번에는 반대로 칼슘이 적어지게 됩니다. 그것을 보충하기 위해 뼈의 칼슘을 녹이기 시작합니다. 결과적으로 뼈는 강해지지 않고 오히려 뼈가 약해진다는 지적도 있습니다.

인간의 몸이 받아들이는 것은 역시 자연에 가까운 것이 좋은 모양입니다. 보리순 청즙에는 우유의 4.5배에 달하는 칼슘이 들어있지만 과잉으로 될 염려가 없는 것은 그것이 천연소재이기 때문입니다.

심근경색이나 부정맥에는 반드시 필요한 미네랄 – 마그네슘

마그네슘은 300종의 체내 효소를 돕고 다양한 생명활동을 배후에서 지탱하고 있습니다. 그 다종다양한 작용은 놀랄 정도이며 이것이 부족할 때 일어나는 증상도 현기증, 경련, 어린이의 발육부전, 근력저하, 운동장애, 정서불안 등 실로 다양합니다.

칼슘에 비해 섭취하는 마그네슘의 비율이 적게되면 심장발작으로 사망하는 경우가 증가한다고 합니다. 실제로 마그네슘과 칼슘은 상당히 관계가 깊어서 연대작용에 의해 심장 등의 근육의 수축과 이완을 조정합니다.

마그네슘과 칼슘은 1대2 아니면 1대3 비율로 섭취하는 것이 이상적이라고 합니다. 칼슘이 일방적으로 많게 되면 이온화 칼슘의

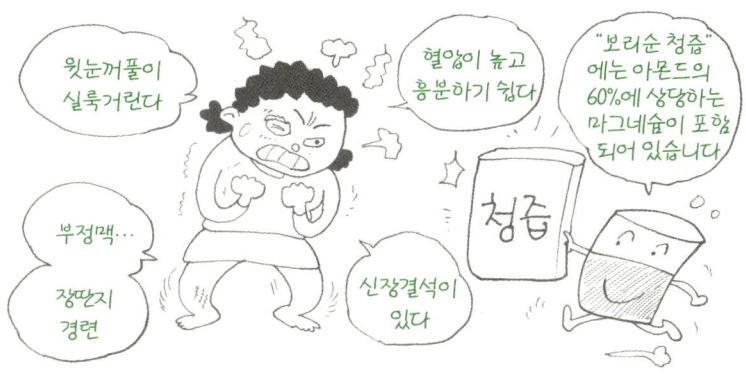

경우와 마찬가지로 곤란한 사태가 발생합니다. 혈액 중의 여분 칼슘이 혈관벽에 부착되거나 심장 등의 근육세포에 계속해서 들어가는 것입니다.

그 결과 고혈압이나 동맥경화가 악화됩니다. 또 근육의 수축도 잘 되지 않고 경련이나 떨림이 일어나거나 심장의 경우에는 부정맥이 나타나는 일도 있습니다.

심장에 문제가 있는 사람은 특히 주의해야 합니다.

지금 가장 걱정하는 것이 이런 칼슘의 악영향입니다. 왜냐 하면 식생활의 서구화로 우리가 섭취하는 마그네슘의 양이 현저하게 감소하였습니다. 그에 박차를 가하는 것이 바쁜 생활 때문에 많이 이용하는 가공식품입니다. 가공식품에는 다량의 인이 포함되어 있고 인에는 마그네슘을 감소시키는 작용이 있습니다.

칼슘은 중요한 필수 미네랄이므로 과잉 섭취에 대한 걱정을 하는 것보다는 마그네슘을 많이 섭취하는 편이 좋습니다. 다만 유감스럽게도 '이것만 먹으면 된다'라고 할 식품이 없습니다. 아몬드나 캐슈넛은 예외적으로 마그네슘이 많은 식품이지만 칼로리나 지방도 많은 것이 문제점입니다.

보리순 청즙에는 아몬드의 60%에 상당하는 마그네슘이 포함되어 있으며 이는 우유의 19배에 해당됩니다. 더구나 칼로리나 지방의 염려도 없습니다. 칼슘과의 비율도 1대3의 이상적인 비율입니다.

덧붙여서 고혈압 치료 등으로 이뇨제를 사용하는 사람은 마그네슘의 배설이 촉진됩니다. 가공식품이나 청량음료, 술을 자주 먹는 사람이나 당뇨병이 있는 사람은 이 미네랄을 의식적으로 섭취할 필요가 있습니다.

고혈압의 예방과 치료에 없어서는 안될 – 칼륨

혈압에는 식염(나트륨)이 문제로 됩니다. 그러나 항상 흔들리면서 능숙하게 균형을 잡는 신체의 메커니즘에서는 하나의 미네랄이 일방통행으로 작용하는 일은 없습니다. 대개 그 작용에 제동을 거는 다른 미네랄이 있고 혈압의 경우에는 칼륨입니다.

나트륨에는 혈관을 수축시켜 혈압을 올리는 작용이 있지만 칼륨은 나트륨의 배설을 촉진시켜서 혈압 상승을 억제합니다. 실제로 고혈압 환자에게 칼륨을 투여하면 확실하게 혈압이 내려갑니다.

고혈압의 두려움은 설명할 필요도 없을 것입니다.

이 병이 두려운 것은 강한 혈류가 혈관에 상처를 내거나 약하게 만들어 혈관의 노화인 동맥경화를 일으키기 때문입니다.

혈관에 상처가 나면 그곳에 콜레스테롤이나 혈소판, 면역세포의 사체 등이 잇따라 쌓이고 이윽고 혈액의 반죽으로 되어 퇴적됩니다. 이것이 죽상 경화(아테롬 경화)이며 혈액의 흐름을 방해하며 경우에 따라서는 완전히 막혀 버립니다. 흐름이 막혔을 때 일어나는 것이 죽음에 이를 위험도 있는 심근경색이나 뇌경색의 발작입니다.

또 강한 혈류에 끊임없이 노출되면 부드러운 혈관도 점차 푸석푸석하게 됩니다. 그것이 어느 순간에 터지는 것이 뇌일혈입니다. 나트륨의 섭취량이 많았던 옛날에는 뇌일혈에 의한 사망이 사망률 제1위를 점하였습니다.

칼륨은 과일에 많이 들어있고 사과를 많이 먹는 사람은 고혈압이 적다는 조사도 있습니다. 야채나 해조에도 널리 들어있지만 우리가 먹을 때 물에 씻거나 가열 조리하는 바람에 많이 없어집니다.

가공식품이나 보존식품은 나트륨의 사용량이 대단히 많아서 고혈압의 위험도를 높이기 때문에 주의해야 됩니다. 사실 서구화한 식사나 감염 운동의 성과로 일시적으로 감소했던 뇌일혈에 의한 사망도 편리한 가공식품을 이용할 기회가 늘자 다시 증가하고 있습니다.

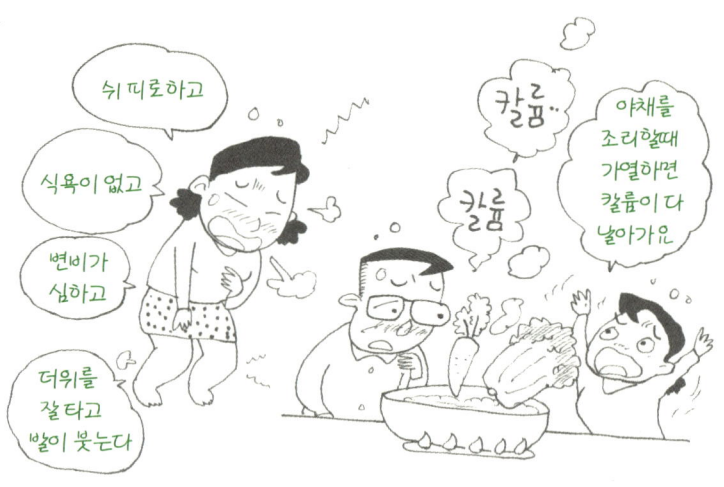

    소금을 줄이는 것만이 아니고 칼륨 섭취에도 주의해야 합니다.
    보리순 청즙은 여기서도 멀티파워를 발휘합니다. 보리순 분말에 포함된 칼륨은 100g 중에 2,200mg으로 사과의 20배이며 칼륨을 많이 포함한 과일로 알려진 바나나의 6배입니다. 고혈압의 예방이나 개선에는 틀림없이 큰 힘이 될 것입니다.
    덧붙여서 여름을 타는 것도 칼륨 부족과 관계가 있습니다. 칼륨에는 근육을 조정하는 작용이 있기 때문에 땀과 함께 흘러버리면 나른함과 피로를 느낍니다. 보리순 청즙과 수분을 함께 보급해 주십시오.

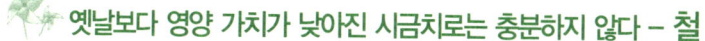 옛날보다 영양 가치가 낮아진 시금치로는 충분하지 않다 – 철

보리순을 섭취하고 있는 여성들에게 두드러진 것이 '빈혈 증상이 개선되었다'라는 보고입니다.

유일한 빈혈 대책은 철의 섭취입니다. 철의 하루 소요량은 남성 10mg, 여성 12mg으로 되어 있습니다. 여성이 많은 것은 역시 상당량을 생리로 잃어버리기 때문입니다.

보리순 청즙에는 100g 중에 48.9mg의 철이 들어있습니다.

칼슘이나 칼륨과 함께 현대인에게 부족하기 쉬운 것이 철이며 젊은 여성의 5~10%는 철 결핍에 의한 빈혈증이라고 합니다. 그러나 이것은 분명한 증상이 나타난 경우이며 지금은 빈혈이 아니지만 언제 빈혈로 될지 모르는 잠재 빈혈이 놀랍게도 30~50%에 이른다고 합니다.

아시는 바와 같이 철은 산소를 전신에 운반하는 적혈구의 헤모글로빈이 되는 성분입니다. 그래서 이 미네랄이 부족하면 전신에 산소가 부족하게 되어 빈혈 특유의 증상이 나타납니다. 숨이 참·두근거림·현기증·피로감 등이 느껴지면 우선 빈혈을 생각해야 합니다.

임신 중이나 수유 중인 여성에게 철이 가장 부족합니다. 물론 생리과다에도 주의해야 하며 마찬가지 이유로 치질이나 잇몸의 출혈도 주의하십시오. 커피·홍차·녹차를 너무 마시거나 아스피린 복용으로 철이 소모됩니다.

철은 여러 식품에 널리 들어있습니다. 그러나 8%로 흡수율이

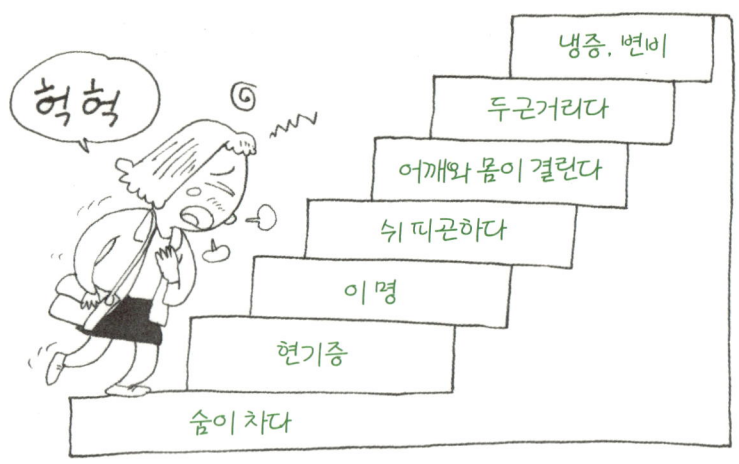

나쁘기 때문에 시금치나 간을 많이 먹는다고 해서 안심할 수 없습니다. 철의 흡수율을 향상시켜 주는 것이 보리순에 많이 들어있는 비타민C와 엽산입니다.

현대인에게 철이 부족한 이유도 식생활의 서구화로 식탁에서 야채가 줄어들어 비타민C나 엽산을 섭취하기 어렵게 된 것이 원인의 하나입니다.

또 화학비료의 과다 사용으로 메마른 토지에서 재배된 야채는 옛날보다 영양분이 줄었다고 합니다. 이것을 엠티푸드(빈 음식물)라고 하며 예를 들어 1950년대에는 100g 중 98mg이었던 시금치의 칼슘이 최근 조사에서는 49mg 밖에 없습니다. 50년 사이에 반으로 줄었습니다.

식량이 남아돌아가는 현대에도 엠티푸드화에 의한 영양가치

저하라는 눈에 보이지 않는 "식량사정의 악화"가 진행되고 있습니다.

따라서 자신의 힘으로 자신의 건강을 지키려는 사람들이 건강식품이라는 새로운 식생활의 지혜를 적극적으로 이용하기 시작하였습니다.

당뇨, 고혈압, 암,
아토피, 생활습관병과
완전히 결별!

보리순 청즙
효능과 효과

2008년 9월 15일 초판 1쇄 발행

지은이 세키구치 히로유키
옮긴이 장인선
펴낸이 윤여득
펴낸곳 도서출판 다문
펴낸곳 서울특별시 성북구 보문동 4가 90-4호
등록 1989년 5월 10일 · 등록번호 제6-85호
전화 02-924-1140, 1145
팩스 02-924-1147
홈페이지 http://choun.co.kr
이메일 bookpost@naver.com

책값은 표지의 뒷면에 있습니다.

ISBN 978-89-7146-028-3 13510